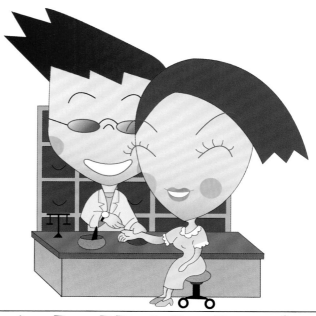

第一次买中药就上手

开 讲 人　李新立　游智胜　翁胜雄
编　著　易博士编辑室

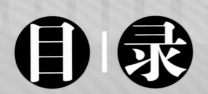

目 | 录

1 中药知多少

- 10 中药真的可以养身吗
- 12 任何人都需要补品吗
- 14 买中药需要看书吗
- 16 自己买中药有风险吗
- 20 哪里买中药比较好
- 24 中药会不会很贵
- 26 如何开口买中药

2 判断体质

- 30 每个人都适合吃中药吗
- 32 你属于哪种体质
- 38 如何判断中药的性质
- 40 你适合吃什么中药
- 44 你需要科学中药吗
- 46 如何选择科学中药

3

进补

- 52 吃补有禁忌吗
- 54 谁需要进补
- 58 何时该进补
- 62 补品有哪些类型
- 64 常见的补品有哪些
- 80 怎样煮补品
- 82 补品要和肉一起煮吗
- 84 吃错补品，怎么办

4

治病

- 88 自己买中药治病恰当吗
- 90 中药适用于哪些疾病
- 92 妇科疾病如何治疗

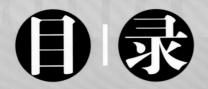

目|录

5 药膳

- 96 药膳是药吗
- 99 药膳能治病吗
- 102 如何选择药膳药材
- 108 药膳需要哪些调味料
- 112 药膳如何搭配调理

6 辨识药材的好坏

- 116 如何挑选药材
- 118 四物汤
- 124 四君子汤
- 128 十全大补汤
- 131 四神汤
- 134 其他常见药材

7

看懂包装税明

- 140 中药如何论斤论两
- 142 看懂症状说明

8

煎煮与保存

- 150 如何煎煮中药
- 154 如何保存中药

如何使用这本书

本书专为"第一次"买中药的人而制作，对于你可能面对的种种疑惑、不安和需求，提供循序渐进的解答。为了让你更轻松地阅读和查询，本书共分为8个篇章，每一个篇章，针对"第一次买中药"的人所可能遭遇的问题，提供完整的说明和采购建议。

篇名
"第一次买中药"所遭遇的相关问题，可根据你的需求查询相关篇章。

大标题
当你面临该篇章所提出的问题时，必须知道的重点以及解答。

书眉小色块
依本篇章内容排列，让读者对本篇内容一目了然。色块部分显示该页内容。

内文
针对大标题所提示的重点，做言简意赅、深入浅出的说明。

颜色识别
为了方便阅读及查询，每一篇章皆采用同一颜色，各篇章有不同的识别色，可依颜色查询。

---

8 煎煮与保存

煎煮法

保存法

如何煎煮中药

买回了适合自己服用的中药药材后，接下来要注意的是中药的煎煮方法，除了科学中药之外，大部分的药材都要经过适当的煎煮，但是煎煮地方法如果不正确，容易导致药材的成分流失或遭破坏，而无法发挥疗效。所以，煎煮也是服用中药的流程中重要的一环。

煎煮中药的步骤

step **1**

清水稍微冲洗表面所残留的灰尘，1、2次即可。

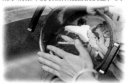

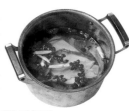
step **2**

加入适量水（即之后煎煮时所需之水量）浸泡1小时左右，这样可让药材充分吸收水分而软化，增加有效成分的释出。但不要用沸水浸泡，因为会使中药外层组织凝固、紧缩，尤其是蛋白质会在细胞壁上形成"变性层"，阻碍水分的进入。

step-by-step
具体的步骤，帮助"第一次买中药"的你了解采购时所需考量的重点。

dr. easy

体贴细心的中医师，为"第一次买中药"的你提供实用而关键的建议。

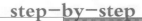

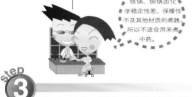

铝锅、铁锅、铜锅因化学稳定性差、保暖性不及其他材质的煮器，所以不适合用来煮中药。

step 3

先用大火急煎，沸腾后，改中小火缓煎。随时监控火候，并用筷子搅拌1、2次。

faq

Q 如何辨识药材已经发霉、变色及走油现象？

A 首先，查看药材的颜色是否不太一样，或是药材上是否有不明的斑点，然后闻闻气味是否不一样。

——高胜雄

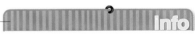

faq

由专家为一般大众最普遍的疑惑，提供解答。

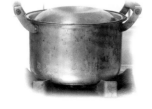

info

重要数据或资讯，辅助你学习。

warning

肝功能不好的人，煎煮时不要加酒，因为酒对肝功能有不良影响。

info

一般天王补心丹都研磨成细末炼蜜为丸，此药材的量如果要煎水服用，则按比例适量减少。

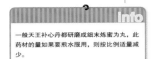

Warning

警告、禁忌或容易犯的小错误，提醒你多注意。

本书不推荐特定商品，书中商品或公司行号图片仅供参考

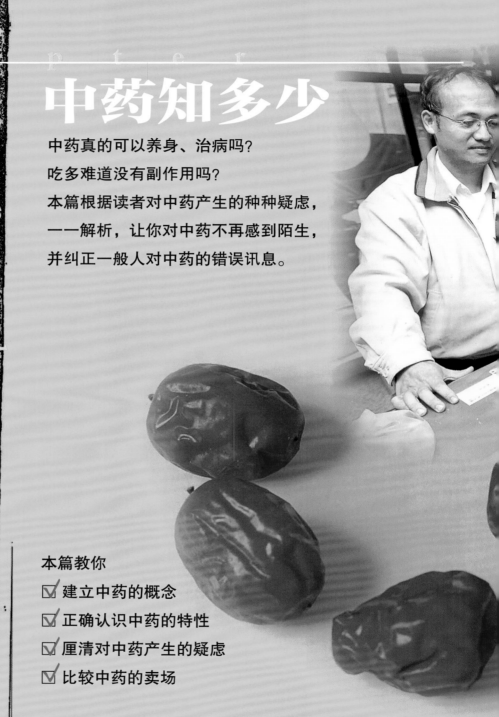

中药知多少

中药真的可以养身、治病吗？

吃多难道没有副作用吗？

本篇根据读者对中药产生的种种疑虑，

一一解析，让你对中药不再感到陌生，

并纠正一般人对中药的错误讯息。

本篇教你

☑ 建立中药的概念

☑ 正确认识中药的特性

☑ 厘清对中药产生的疑虑

☑ 比较中药的卖场

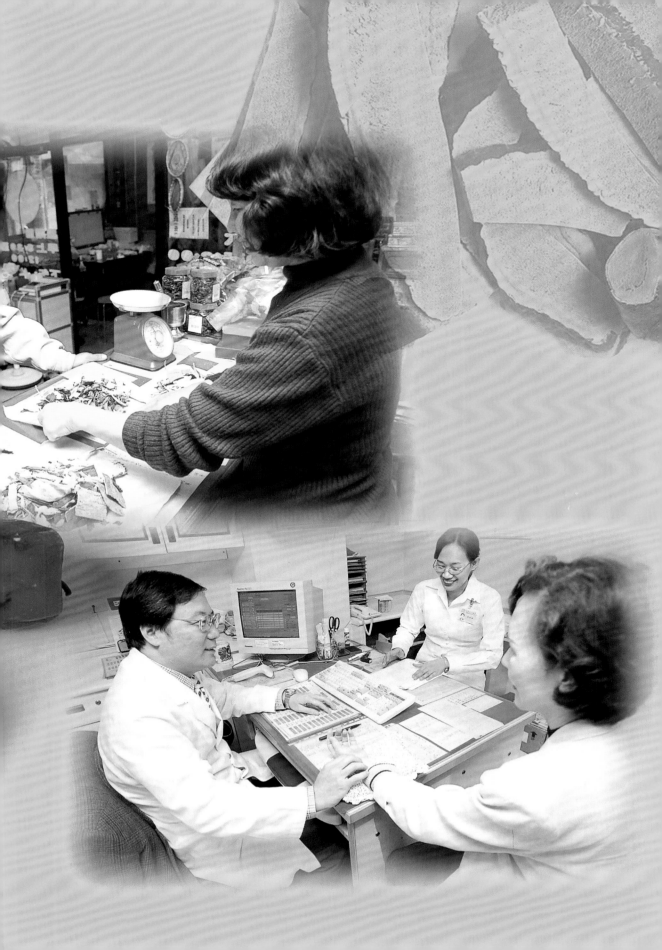

中药真的可以养身吗

　　中药在"药"的特性上，有别于西药，除了治疗的功能外，事实上有许多中药材是极可口的，可以作为药膳的材料，如红枣、枸杞、黄芪杏仁、木耳、薏仁等；也有许多中药材，可以冲泡或煮成美味的饮料，如菊花茶、杏仁茶、酸梅汤、小麦茶、芝麻糊等。所以，不一定只有在生病的状态下才服用中药。

中药的妙用

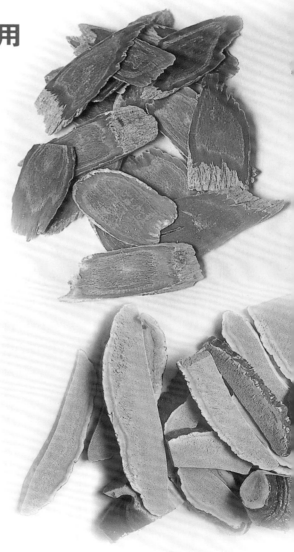

1 进补

在过去的年代，老一辈的人都很会利用中药补身，满街的药炖排骨、四神汤、麻油鸡等等常见的药膳也显示着，虽然年轻一辈的你不一定了解中药，却一定曾接触过中药。

2 治病

很多现代的疾病（尤其是看不见的病，即身体虚弱的症状等）拒绝了西医重新选择中医治疗，因为中医一直富有一股神秘的治疗力量。

3 做药膳

饮食调养的观念重新成为风潮，满街标榜着药膳的饮食，仿佛就是健康的代表。其实，早在中国的秦汉时期，就已经开始利用饮食来保健，其后更发展出种种结合中药与美味的药膳。

4 其他

中药也可以运用在外用美容保养品、药浴等。报道指出，利用中药来作为美白护肤的材料，是天然又经济的方式，而许多市面上的保养品也开始加入中药作为天然的材料。风行一时的药浴，成分也多取自于中药。

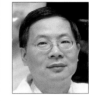
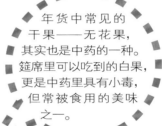

年货中常见的干果——无花果，其实也是中药的一种。筵席里可以吃到的白果，更是中药里具有小毒，但常被食用的美味之一。

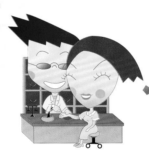

info

经现代药理的初步研究证明，某些滋补品具有增强机体生理功能之作用，可以改善细胞的代谢和营养，调节神经内分泌，改善机体的自卫机制，并可增加强机体的自稳状态，提高免疫力，改善心肺功能和造血系统功能，促进血液循环。如人参能促进核酸合成，加强大脑皮层的兴奋和抑制过程，使大脑更具灵活性，较不会疲劳，还可以促进抗体的形成。黄芪可延长细胞的生长寿命。黄芪、灵芝、山药等能增强吞噬细胞的功能，促进机体产生干扰素，也能提高白血球的数量和吞噬功能。

1

任何人都需要补品吗

　　虽然说"药补不如食补"，但由于现代人的生活、饮食习惯不规律，加上个人的饮食偏好，长久累积下来，容易造成营养失衡，而从小毛病开始发作，这就是身体发出的警讯。在这情况下，补品便是调养身体很好的营养剂，而且主要针对虚弱症状做调养。

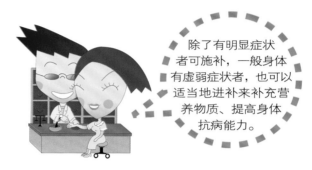

除了有明显症状者可施补，一般身体有虚弱症状者，也可以适当地进补来补充营养物质、提高身体抗病能力。

服用补品的正确观念

错误观念 ✕	正确观念 ◯
多吃补药，有益无害。	要对症下药，随便乱补可能补出毛病来。
体型偏瘦的人需要补一补。	若无特殊的疾病，并不需要长期服用特殊的补品。
人参为人人可食的补品。	人参的性质分为好几种，若体质偏热又误用红参，会引起烦躁、失眠甚至流鼻血现象。
越贵的补品越补。	每一种药材都有其特定的功效，贵的药不见得适合你，便宜的药有时反而对你有奇效。

step-by-step

中药 vs. 食物

1. 高脂肪的食物，会延缓药性，所以避免一起服用。
2. 吃中药的同时不要吃大蒜、葱、辣椒。
3. 除了感冒药可以加茶一起服用，以增强效果之外，在其他的情况下，中药千不要与茶同食，因为茶中的鞣酸容易与起作用。
4. 如果有饮茶习惯，尽量在服用中药 2～3 小时之后才喝。
5. 吃感冒药时，不要吃太油腻的食物。
6. 吃脾胃药时，不要吃太油腻的食物。
7. 气喘药不要和腥膻的食物一并吃。
8. 一般来说，萝卜、冷笋等食物本身也可以入药，如萝卜具有消食化痰、下气宽中的作用，所以吃中药时并不需要特别避免。但如果所服用的是补气之药，则必须避免同时服用。
9. 吃药时要保持愉快的心情。

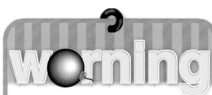

常见的人参为大补元气之药，能补肺益脾、宁心安神、生津止渴，改善人体气息短促、倦怠、食欲不振、失眠健忘等虚弱症状，如果与萝卜同时服用时，人参为补气之品，萝卜为下气之品，两者会相互抵消其作同，失去了补品本来的功能。同样的，如果服用了人参而产生腹胀、咽喉肿痛、嘴破、出血等症状时，可煮食萝卜，或榨汁服用，或用萝卜子（中药称为菜菔子）煎茶服用，就可以解除人参造成的副作用。

茶叶本身也是一味中药，具有发汗解读、抗菌止泻的作用，在服用止泻剂时，同时服用浓茶，具有相辅相成的作用。有些感冒药的成分中，也会加茶以增加药效，如中药方剂中有川芎茶调散，其中便含有茶的成分，但从另一方面来看，茶叶里有鞣酸（也称单宁酸），尤其是浓茶，其含量更多。鞣酸会与很多物质发生化学变化，也容易与中药里的一些成分发生反应，产生沉淀或不易被消化吸收的物质。鞣酸也会阻止人体对蛋白质的吸收，而一些滋补药中含有蛋白质和氨基酸成分，所以不适合与茶一起服用。

买中药需要看书吗

当然需要。因为在选购前先认识中药的特性及基础理论，对中药理论有初步了解的话，至少知道药进入人体后的一些反应，如果吃错药也较容易观察到。而坊间中药书籍玲琅满目，到底初学者应从哪些书着手来研究呢？以下几种实用中药理论书籍，可提供你对中药领域的认识。

初学必备书籍

1 现代书

权威卫生部门针对古文记载之药材，运用现代化的科技研究其成分及所载之疗效，出版有《常见中药认识》，并附有图片，可以作为选择中药的参考。若是想对中医理论更进一步了解，可以从《中药大词典》来查询中药的介绍。

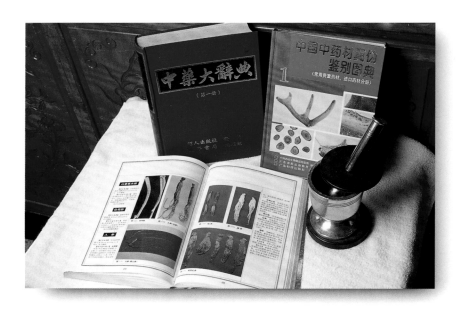

Q 看书对买中药有帮助吗？

A 当然有用。如果对中药有兴趣的话，可以多问多学，请教药行老板，这样也对养生很有帮助。但是罔信书不如无书，林林总总的中药书籍，若要拿来当做买中药的参考，则必须多看多比较，有不懂处要请教中医师，否则很容易被错误的信息误导。

—— 李新立

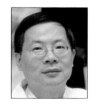

2 古书

明朝李时珍所著的《本草纲目》虽然年代久远，但至今仍为现代中医师必备的参考书。初入门者可选择《增批本草纲要》，其内容较少却也相当丰富，一般常用的药材，里头都有详细的介绍，但都为古文，读来较费力。

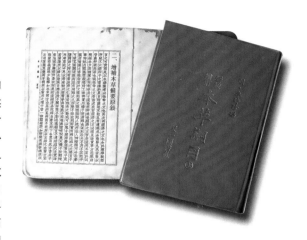

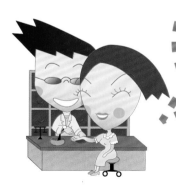

若要参考应用古书中的处方，必须多方了解，并请教中医师或药行老板，因为其中可能会涉及处方药，会导致副作用。

坊间介绍中药的书籍约有 3 类：

1. 中医师根据临床经验所写
2. 翻译自日本的著作
3. 中医爱好者所写

自己买中药有风险吗

因中药药材种类繁多，且同名异物、异物同名的情形相当普遍，加上有些中药制剂为了增加销量而被宣称无副作用，或者有些不良厂商制造不法药品，所以买中药有可能被骗。但如果把握下列原则，应该可以降低被骗的几率。

买中药的守则

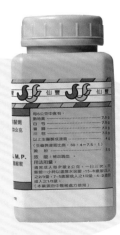

1 慎选店

购买中药材，应到信誉较好的商店购买；中药材的误用、混用及伪用，都可能会对人体造成极大的伤害。所以，要选择信誉优良及专业水平较高的中药行。

2 详读包装说明

购买中药制剂，应确认包装是否有下列标识文字：品名、全处方、用法用量、类别、适应症（效能）、许可证字号、批号及保存期限（有的只标明制造日期及有效期间）、厂名厂址等，并有 GMP 标示者为佳。

3 多看多问

平常多阅读相关书籍，一方面可以认识药材的功能，另一方面也可以根据自己的体质，买适合自己的药材。但是，从书上看来的处方如果无法确定时，也要请教中医师或询问药行老板，不然也可能会误用到具有毒性或药性强烈的处方。

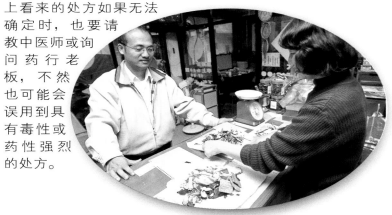

4 比较价格

一般中药的价格并不贵，便宜又有效的药材很多，而昂贵的药材通常会有功能相似但价格较便宜的药材可替代。建议第一次购买中药的你，先从便宜又常用的药材着手。

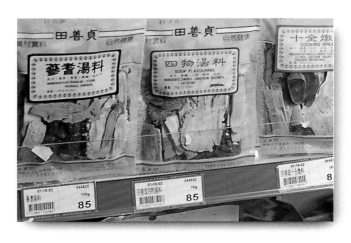

Q 吃中药不会产生副作用吗？

A 凡是药皆有毒，中药亦然，但吃中药会产生副作用通常是因为不照规矩乱吃，剂量过多或者服用的时间过长，少部分是因为服用有毒的中药。以人参为例，在《神农本草经》里，人参是上品的药，但也不是所有的人可以常常吃，曾经有肝炎的病人服用人参，结果演变成暴发型肝炎，原因是药证不合，以为疲倦就应该吃补，结果火上加油。所以，服药要遵照医嘱，有毒药物不要长期服用。很多人以为长期服用补药无害，事实上，因为环境、地域、气候会影响体质的变化，虚寒体质者不代表往后会一直虚寒，可以过一段时间就改变了，如果一直服用同一种补药可能产生矫枉过正的问题。

——游智胜

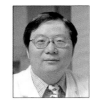

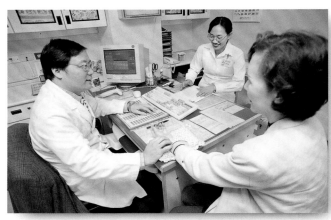

5 询问医师

第一次购买最好请教中医师，清楚地告诉医师自己的症状，并请其开出处方，这样能较清楚所服用药材的禁忌、副作用或特别注意事项，以及是否适合自己的体质等。

warning

俗语说"凡药便有三分毒"，中药虽采源于大自然，其有毒成分虽经过炮制，但仍有许多是有毒性的。一般的补品，如果长期偏好一药一方，同样会产生副作用。过去曾发生服用减肥中药因含广防己造成肾衰竭，以及高血压的人服用麻黄治疗外感风寒却让血压升高的例子，所以吃中药应持着"药即是毒"的戒心，请教医师为上策。

清楚知道所服用的药方及剂量，这样可以在下一次购买时进行调整。

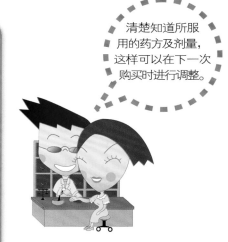

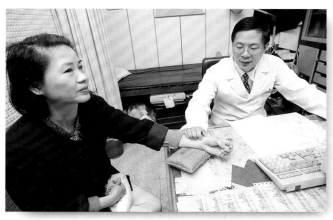

6 观察药效

用药后，记下服药后的反应，如果有不良反应，要向药师或购买的药行咨询，请他调整处方。例如四物汤，一般服用后最常见的问题是造成肠胃的不适及上火，如果将服用后的反应告诉药师，有经验的药师会根据个人的反应，酌量增减每一种药材的份量，或增加些固胃、凉补的药材。

info

古典医籍均记载良药苦口，传统里中药常煎煮成浓稠的药汁。但由于科技的进步，改善中药制剂的流程及剂型，已使中药制剂摆脱固有的印象，不再是浓稠的药液，而是可隔绝药味的胶囊、锭剂等剂型。

哪里买中药比较好

买中药就像看病一样，选择一家满意的中药行，不仅买的药材品质较稳定，也能和药师建立关系，针对个人体质增减药材，有任何不良反应，也可以在下次购买时做调整。

常见的药店

1 一般中药行、参药行

药材种类齐全、提供基本的资讯服务、可以单样药材购买或请老板抓整帖的药，有些中药行也卖科学中药。

有大批发标示的参药行
到处都可以找到大小不一的中药行或参药行，有些较大的店家强调为大批发，比较一下，通常可以买到较优惠的价格，但由于其经营方式为薄利多销，也因此工作人员感觉忙碌，通常比较没时间提供详细的咨询服务。

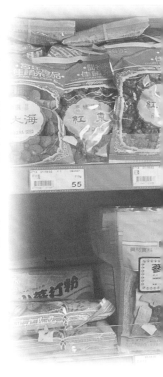

小店家的参药行
小店家虽然药材较不便宜，老板通常较有时间了解你的状况，而且通常离家较近，若与老板建立熟识之关系，较方便请教。

2 药市

药市也是中药行聚集的地方，由于强调批发，这里通常可以买到价格便宜的中药，但是货品的良莠不齐，要靠自己的经验和能力判断好坏。

3 超级市场及大型卖场

超级市场也可以买到几种基本的补药配方，以及常用来做料理、比较没有副作用的中药材，如四物汤、四神汤、红枣、当归、黄芪、枸杞等。这类卖场的好处是购买方便，可于采购食品时一并采购，缺点是无人可咨询，要对中药材有基本的认识才能判断好坏，且提供的配方有限，又不能针对个人体质增减药材。而有些大型卖场也设有中药的专柜，除了专人服务以外所提供的货品也较齐全，改善前述之缺点。

4 观光地区

有些观光地区会贩卖强调土产、新鲜的中药材，除非你对中药非常熟悉，否则最好不要在观光地区购买，因为有可能买到伪品，或在价格上受骗。

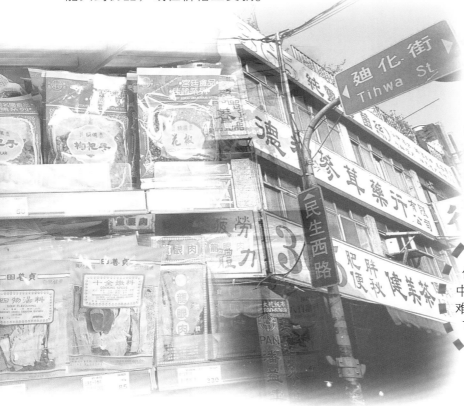

如果稍加注意，便可发现其实购买中药材一点也不困难，因为参药行随处可见，连乡下地方也都找得到。

info

"中"药行和"参"药行或是"参茸"药行，虽然名称不同，都同样是买中药材的地方，"参"药行或是"参茸"药行不只是卖人参、鹿茸，同样也卖便宜的药材。

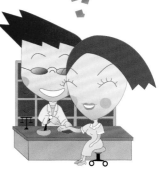

挑选中药行的秘诀

1 根据口碑

老一辈的人通常有买中药进补的习惯，你可以向他们请教，并询问购买的地方及经验。

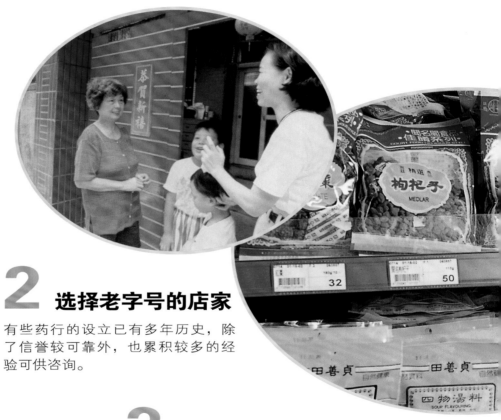

2 选择老字号的店家

有些药行的设立已有多年历史，除了信誉较可靠外，也累积较多的经验可供咨询。

3 询问药品的价格

在购买前先询问价格再买，才不会吃亏。若对所买药材的价格不熟悉，可先询问自己熟悉的药材价格比较一下。买贵重药材最好选择熟悉、可靠的药行，或是对价格及鉴定的方式先行了解后再购买。

4 选择服务好的药师

好的药师应该是愿意听取你的陈述而不嫌麻烦，也能针对你提出来的症状加减药方，并耐心向你陈述所开处方的用意。若有疑问提出来时，也很愿意解释。如果药师多方推荐高价药品，就要考虑换一家了。

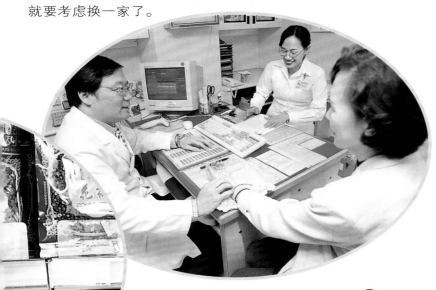

5 选择品质好的卖店

中药的品质也很重要，要注意店家贩卖的中药是否有发霉现象。

warning

虽然我们中国为中药的主要产地，理论上可以买到便宜的药，但由于一般人很难判别真伪，或不会分辨品质的优劣，因此上当受骗的几率仍相当高。

faq

Q 中药进补适合所有的人吗？

A 目前卫生部门将部分的中药归类为食品，那些中药性质平和，一般人吃了也无大碍，但是中医强调的是要清楚为什么要吃补，因为中医的治疗原则是维持身体内的一种平衡状态，也就是阴阳平衡，如果身体内已达一种平衡状态，就没有必要买补药来吃。偶尔的失衡，身体内部会调整，维持平衡；如果长期失衡，则有必要吃补。若要图个方便买坊间的中药来吃，也要知道哪一种药适合你的体质。

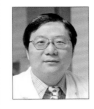

—— 游智胜

中药会不会很贵

　　一般常见的补品，1帖中药的价格算起来并不贵，但许多中医师或药行老板会强调需服用一段时间开始能见效，因此通常一次就拿5～7天的份量，一次看病下来，花费也不少，也因此给人中药很贵的印象。此外，到中药房抓药，比方说要1帖四物汤，老板可能会问要抓多少元，一般50～100元不等，份量也不相同，有时老板会针对你的体质增加其他药材，通常1帖为1天份，和西药比较起来，西药每一颗药丸的平均价格比中药稍微便宜一点。

一般中药的单位价格

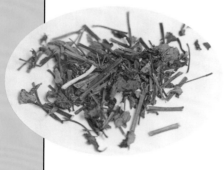

1 低价位

例如：决明子、薏仁、红枣、仙楂、茵陈、薄荷、益母草等。这类的中药便宜效果又好，买1斤就可以使用很久了。

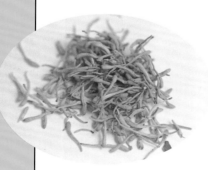

2 普通价位

例如：当归、川芎、熟地黄、芍药、黄芪、党参、白术、茯苓、甘草、桂枝、杜仲、枸杞、菊花、金银花(忍冬)、麦冬、莲子、杏仁、何首乌、麻黄、桂圆肉、山药、五味子等。

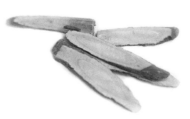

Q 中药有品牌吗？

A 一般中药并不会特别强调品牌，只有科学中药，高丽参或少数已制成茶包的产品。一般中药行强调的是独家配方，换句话说，通常老板不太愿意透露明确的配方。

——翁胜雄

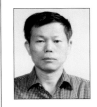

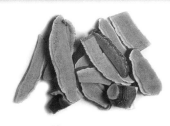

info

现今各中药厂制售的锭剂、散剂，都称为"科学中药"，其制药过程改良自传统煎煮法，以便大量生产，降低成本。科学中药的药效虽然比不上传统煎煮的汤剂，但也由于它的方便性，比较符合现代人的需求，已普遍被中医师所使用。

3 中高价位

例如：天山雪莲、灵芝等。

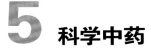

4 高价位

通常以两计费，目前最贵的为用来治疗癌症的野生樟树灵芝。
例如：野生樟树灵芝、冬虫夏草、人参、鹿茸、藏红花、牛黄、霍山石斛等。

5 科学中药

一般科学中药可以服用约1个月左右，比较起来，比传统药材便宜。

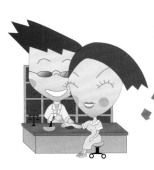

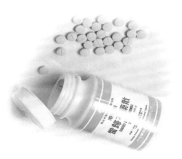

一般常用的中药，价格都落在普通价位，比较省钱的作法是整斤或半斤购买，例如枸杞、红枣、薏仁等比较常用的药材可以这样买，但也需顾虑自己需求的份量，而且没有用完的药材一定要放到冰箱保存。

如何开口买药

一般人对中药行的印象多少有些神秘的色彩。其实只要自己具备买药的基本常识，就不怕吃亏上当，可以安心地踏入药行买药。

买中药的三大问

1 问价钱

将处方给老板，请他估出一贴药的价格？四物汤、四君子汤、八珍汤、十全大补汤等常用的处方，不需要处方签就可以请老板抓药，老板通常会问你，一帖要抓多少钱？

2 问药材

如果你没有特别的处方，可将自己的体质及目前的症状陈述清楚，然后询问老板的意见并针对自己的体质做调配，也可以向老板说明要滋补的、退火的，或是用来做四神汤、药炖排骨的。

3 问服用方法

问清楚怎么煮、何时服用较恰当及一帖药需分多久服用、有无特别的服药禁忌？这些问题都应该问详细，才不会因处理不好而丧失中药的疗效。

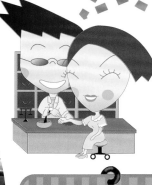

若以进补或药膳的观点来看，无须一次购买多次份量，尤其是药膳，可以多种处方都尝试看看。若对药材熟悉以后，也可以单样药材购买，这样价格会便宜许多。

warning

第一次去买中药时常会不知如何拿捏份量需要多少，当老板问需要几斤或几两时不知如何应对，或买了一堆回家，用不完造成浪费。建议从小份量买起，1次买几两就够用好几回了，待用过该药材之后，第2次购买就比较会拿捏份量了。

2

判断体质

购买中药之前，你必须先知道自己的体质，
才能选择适合你的药材。
所以，接下来，你可以根据本篇的内容，
来判断自己体质的属性。

本篇教你

☑ 判断自己的体质

☑ 分析中药的性质

☑ 选购适合自己的中药

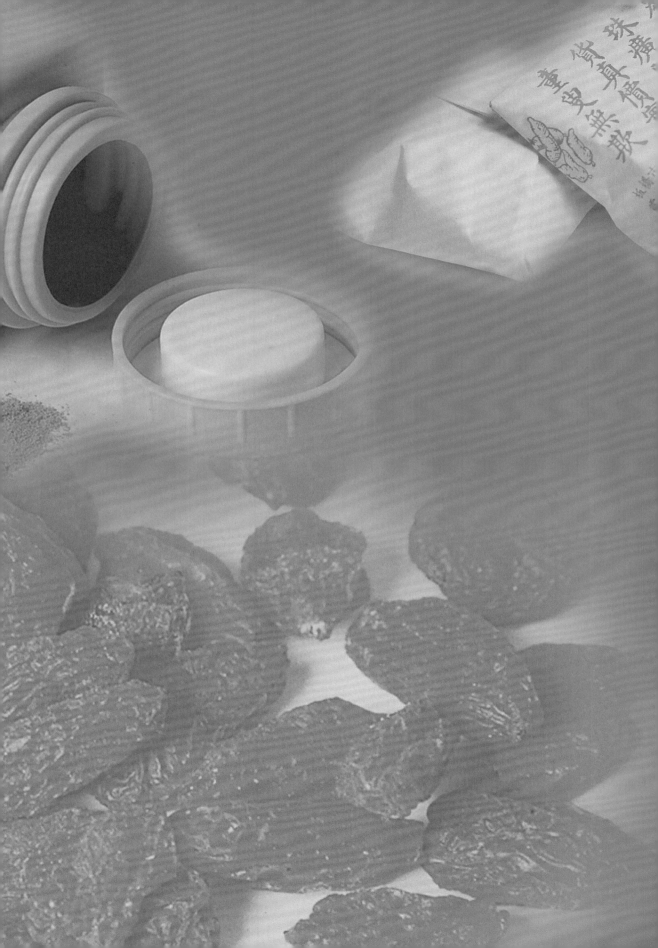

每个人都适合吃中药吗

从小孩到老人，除非有特殊情形，否则人人皆可吃中药，但要注意不同年龄所使用的药材和份量也不同。而一般人在下列的特殊状况下，服用中药也要特别留意。

一般的特殊情形 vs 中药

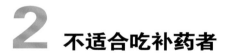

1 妇女怀孕及哺乳期间

妇女怀孕及哺乳期间的用药要特别注意，须先请示医师。平常在饮食上要特别注意不可以吃薏仁（薏仁也是中药材的一种），因为其有加强子宫收缩的作用，容易造成流产。

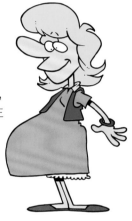

2 不适合吃补药者

高血压、出血性疾病（例如肾炎、肝炎、扁桃腺发炎等）、感染病症（例如感冒、发烧、肠胃消化功能不良等），不适合吃一般的补品。

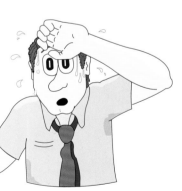

3 慢性病或生病正在服用西药时

由于有些中药和西药所含的治疗成分同，若同时服用可能导致药量过重，为了避免药量重复，中药与西药产生交互作用，服用中药前需要先请教西药的药剂师或中医师比较保险。

4 月经期间

妇女在月经期间，若有不正常出血，应先请教医师再服用中药。

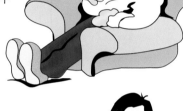

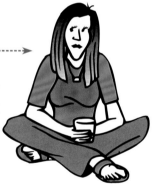

info

妇女月经前后与月经来时服用中药，其吸收能力较强。因为"热随血去"，病毒会随月经之去而排除，身体功能再造的同时，若能补充营养和使用中药调养，可使血液尽快新生，预防和减缓老化现象。尤其一般有贫血、血压低、从事剧烈工作者、长期熬夜或容易痛经者，更适合月经前服用中药调养。

faq

Q 妇女月经期间可以服用中药吗？

A 当然可以，不然如果月事期间生病怎么办？正统中医理论从来没说妇女月事期间不可以服用中药，那是民间以讹传讹的错误说法，除非你的经血流量异常多，服用顺气通血药可能造成更严重失血，否则一般正常人没有顾忌。

——李新立

faq

Q 什么状况下可以停止吃中药了？

A 中医讲求中病即止，有病医了六七分以后，剩下的三四分，就让体内的机能自己慢慢调整恢复，不需要用药用到尽头，用药过头可能又造成另一个问题。中医治疗的原则为维持体内的平衡状态。

——游智胜

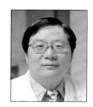

你属于哪种体质

常听人说：萝卜、竹笋太冷，吃太多会"冷身"，而油炸的东西也不能多吃，会过于燥热。然而，同一种食物，有的人多吃无妨，有的人却会出现不舒服的症状。其实，你在日常生活中累积的饮食经验，以及对自己身体状况的了解，都是很珍贵的资料，集结起来，可以归纳出你是属于哪一种体质，然后依所欠缺的来补，这是中医体系里一种很重要的养生方式。

体质的分类

1

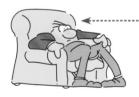

寒性体质	热性体质
●症状	●症状
怕冷	有火气及发热现象
四肢冰冷	舌头红
舌头白	呈现紧张、兴奋、亢进的样子
行动较迟缓	有发炎、充血的症状
体能呈现衰退现象	容易口渴
较无力	喜欢冷饮
有些人会有贫血现象	尿量少而黄
不容易口渴	容易便秘
炎夏一进入冷气房有寒冷的感觉	生理周期较早
喜欢热饮	脸色红赤
尿量多且颜色淡	一进入冷气房就很舒
生理周期较迟	服，不会发冷

info

中医有所谓的阴阳平衡理论，这理论运用在日常的饮食上，就是西医所说的营养均衡。人体在失去平衡时，身体会表现于外，呈现出症状来，如果情况还不算严重，这些症状可能很轻微，却也是体内对你发出的警讯，通常是生病前的征兆。

2

实证体质
人体为对抗病邪（病菌等）产生异常亢进的生理现象，如高热、有痰、口渴、小便赤黄等。

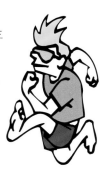

●症状
通常体力充沛
较少流汗
脉搏有力
容易便秘

虚证体质（气虚、血虚、阴虚、阳虚）
一般虚证最明显的症状为自汗或盗汗。

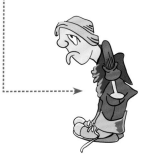

●症状
正气虚弱
各种生理功能减退
营养物质吸收不足
免疫抗病能力减弱
言语行动无力
体力虚弱
下痢、瘦弱、苍白

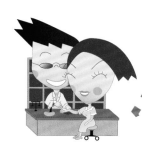

阳虚多兼气虚，气虚也易导致阳虚；阴虚多血虚，血虚也易导致阴虚。常听女性容易阴虚及血虚，男性容易阳虚及气虚，主要是由于气、血、阴、阳相互影响所导致，但也并非绝对。

faq

Q 中、西医的医疗方法有什么显著的不同？

A 西医是走科学的路，而中医是走哲学的路；中医的眼光是向内看，而西医是向外看。所以，西医看到的是一个静的状态，而中医看到的是动的状态。中医的特色为整体观，一个恒动的观念，现代医学看的方式比较局部。比方说同一个病，西医的治疗方式都一样，而中医来看，同一个病，由于每个人表现的"证"不一样，所用的方药也就不同，这就是中医的辨证论治。反之，不同的病，若"证"表现相同，就可能使用同一种方药。例如糖尿病或高血压，若表现出一样的"证"，就可以用同一种治疗方法，这就是异病同治。西医的治疗较不重视个人，但后基因时代，西医也开始朝依人量身订制的治疗方向转变，这样的治疗方式与中医比较类似。

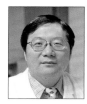

——游智胜

虚证的类型 & 症状

气虚
气虚可分为两种

1. 脾气虚：一般最常见，呈现的症状是烦躁、四肢无力、食欲不振。
2. 肺气虚：症状是气短，会有上气不接下气的感觉，说话声音较原来低沉，会自汗。

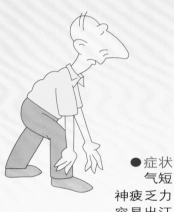

● 症状
气短
神疲乏力
容易出汗
有脱肛、子宫下垂现象
常见于大病后，
而体力尚未恢复期间

血虚
血虚就是血气不足的意思。

● 症状
头晕
耳鸣
低血压
血液循环差
面色苍白或黄
妇女月经少、经闭等
常见于急慢性出血疾病、慢性疾病或妇女产后等，和西医的贫血是不同的概念

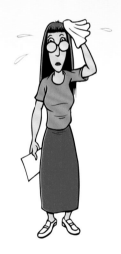

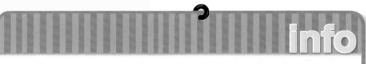

info

所谓"自汗"，出现在白天，也就是说白天经常出汗，出汗后发凉怕冷，称为自汗，多属于气虚、阳虚。而夜晚"盗汗"，是指入睡后出汗，醒来才知道，醒后自觉汗止，多为阴虚或气阴两虚。

阴虚

通常为热病（如感冒）恢复期以及某些慢性病所引起的虚证现象。

● 症状

一到下午，面部升火

手足心发热

口干舌燥

时常感觉口渴

干咳少痰

盗汗

心烦、容易发怒

失眠

遗精

眩晕

两眼干涩

舌头红

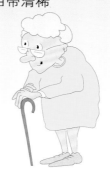

阳虚

通常为肾阳不足，常见于一向体质虚弱者、高龄者或久病失于调养者。

● 症状

全身机能衰退

胃寒肢冷

阳痿

早泄或性欲淡薄

膝腰酸软

精神不振

月经量多

尿多而清长

女性白带清稀

warning

阴虚常被误认为实证的火气大，而用去火药治疗，结果更加虚弱。其实，可依自己体力充沛（为实证）或虚弱（为虚证）来做判断，阴虚需要滋阴作用的药做治疗。

Q 怎样才算适合自己体质的中药材？

A 若自己到中药行买中药来吃，要买那种吃了以后觉得身体满舒服的，不会出现口干舌燥，或是拉肚子等等症状的中药。如果出现上述现象，表示其中有某些药材对你不适合，就不适合再吃下去了。

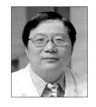

——游智胜

体质分类

药性分类

选用法

3

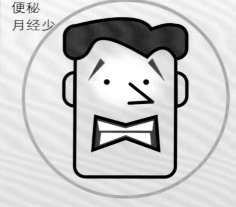

燥型体质

尤其在秋天，气候变得干燥时，或饮食习惯比较喜欢吃油炸食物的人，特别会产生下列的症状。

●症状
全身体内之水分不足
干咳无痰
身体枯燥
口渴
便秘
月经少

warning

一般判断体质最主要的是，必须知道你是属于寒性或热性体质，以及症状是实证还是虚证，因为中医处方学讲究的治疗方式是寒则热之、热则寒之、实则泻之、虚则补之，所用药材性味不同。

人的体质并非一成不变，会随着饮食、生活方式而改变，所以每个时期来对照自己的症状也不尽相同。

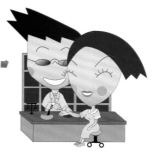

Q 身体虚就一定要用
中药来补吗?

A 中医讲虚则补之，其实就现代人来看，很多虚证不是真的虚，不像古人那种需要大补的虚，因为现代人的营养很好，古时候的人时常营养不足，才会需要很多的补。现代人因为活动不够而造成的疲倦，就中医而言是需要理气，让气机顺畅，不是一直补，所谓呆补就是越补越呆滞，越补越疲倦。

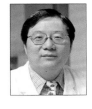

—— 游智胜

湿型体质

尤其到了梅雨季节，环境变得潮湿时，或是喜欢饮用冰冷饮料的人，较容易有湿气进入体内。一般来讲，湿在体内常会和热相混合，所以一般湿型体质者也有热型体质的症状。

●症状
身体内水分过剩
血压高
浮肿
腹鸣
多痰
呕气
下痢

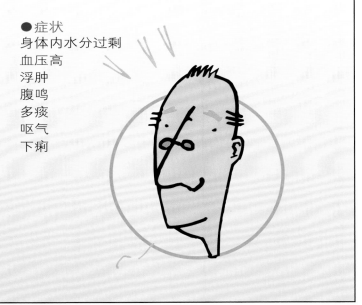

info

如果你发现自己同时具有寒或热，实或虚，燥或湿的症状，也不用担心，因为这只是相对的区分法，你可以比较看看哪一部份的症状你比较多，就可以说你是"偏"属于哪一种类型。

体质分类

药性分类

选用法

如何判断中药的性质

中药讲求对症下药，了解自己的体质以后，也要了解中药的性味，才能找出适合你的中药。中药和一般的食物都可以分为寒、热、温、凉、四种药性，称为四性（或称四气）。寒与凉，温与热，只是程度的差别，也就是说，寒性药的去火效果大于凉性药，而热性药的滋补效果大于温性药。因此，一切中药归纳成寒凉与温热药，以及不偏属于这两类的平性药。

药性的分类

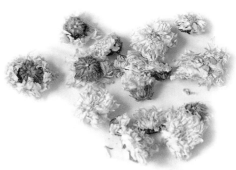

1 寒凉药

一般用来清热、凉火、解毒的中药，如夏天清凉饮料用材的菊花，以及常用来解毒、治疗面疱的黄连等。

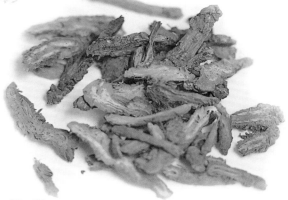

2 温热药

一般用来散寒、通血脉的药材，如感冒时用来驱寒的姜母、老人体虚用来大补元气的高丽参以及补品常用的当归等。

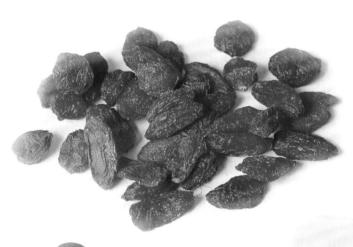

3 平性药

平性药是一种性质平和，较不偏属
于哪一类的药物，例如枸杞、茯苓、
甘草、党参等。而一般会选择温性、
凉性或平性的药材来使用，较为温
和。

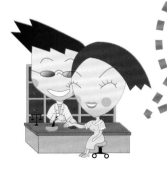

要判断药材的
属性在药书上都有
记载，或可参考古籍《本
草纲目》，或坊间的中
药或药膳书籍，一般在
介绍药材时，都会注
明药材的属性。

你适合吃什么中药

每一种食物都有性味之分，人的体质，也依寒或热、实或虚、燥或湿区分成不同的类型，每个人要选择适合自己体质的中药和食物，才能够维持身体的平衡。

体质 VS. 中药及食物

1 寒性体质 → 温性中药及食物

温性中药可以改善寒性体质的衰退、萎缩、贫血等现象，特别是对于冷证及无力症状的改善。但不适合热性体质，会造成过度兴奋、亢进、不眠、发肿、充血、便秘等情形。

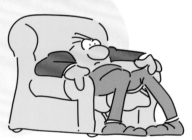

2 热性体质 → 凉性中药及食物

一般在提到热性体质时的直接联想就是火气大，中药称为内火大。内火起因于脏腑病变的不同，表现的症状也不同。中医有五志之火，和个人情绪关系很大，分别为：心火、肝火、胃火、肺火、肾火。这类型的体质适合凉性中药和食物。

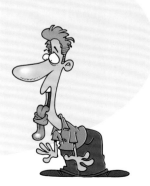

五志之火

1. 心火

用心、用脑以及烦劳过度容易产生心火，心火重的人，会出现口舌生疮、口腔溃疡等症状，就要泻心火。

2. 肝火

肝火旺则眼红、口苦、烦躁易怒，要泻肝火。

3. 胃火

常思虑或饮食过饱容易引起胃火，胃火重会牙龈肿痛、口臭、渴喜冷饮、大便干结等。

4. 肺火

肺热重则咽喉干疼，咳吐黄痰等，要清肺热。

5. 肾火

房劳过度、梦遗、小便白浊，属于肾火。

info

"虚火"的症状，和内火大不同。虚火的症状是手足心发热、夜间盗汗、咽喉经常干疼发红，有时有耳鸣、烦躁易怒等症状，治疗虚火不能单纯用泻火方法，必须用滋阴泻火的方法。一般用来泻火的药为凉性药物，不适合有虚火的人服用。

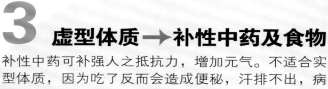

3 虚型体质 → 补性中药及食物

补性中药可补强人之抵抗力，增加元气。不适合实型体质，因为吃了反而会造成便秘，汗排不出，病毒积存于体内引起高血压、发炎、中毒等。所以，如果你是属于虚型体质，可以根据下列不同的虚，来补身体。

1. 血虚：补血药，最常用为四物汤。
2. 气虚：补气药，最常用为四君子汤。
3. 阴虚：补阴药，常用方剂为六味地黄丸、沙参麦冬汤等，或生地黄、沙参、玉竹、麦冬、百合、黄精、西洋参等单味药。但是，补阴药物和食物，多数偏寒凉，虚寒的体质不易食用。
4. 补阳药，常用方剂为补中益气汤，或肉苁蓉、杜仲、补骨脂、紫河车等单味药。要注意的是，补养药物和食物，多数偏温热，虚热体质不宜食用。

4 实性体质 → 凉性中药及食物、泻性中药及食物

凉性中药具有镇静和清凉消炎作用，可以改善亢进、炎症、兴奋、充血症状，消除失眠，但不适合寒性体质，会使冷证及贫血更严重。而泻性中药可以协助人体将病毒由体内排出，改善便秘、充血、发炎症状，但不适合虚弱者，过多会造成下痢，身体更虚弱。

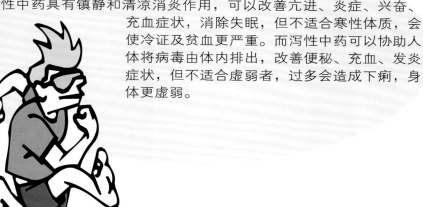

5 燥型体质 ➡ 润性中药及食物

润性中药是指具有滋润作用的补血、滋阴中药，食用后可使体内水分保留，改善口渴及干燥现象。

6 湿型体质 ➡ 燥性中药及食物

燥性中药多有利水（帮助排水）或去湿作用，可以帮助人体将体内水分排除，改变浮肿现象。

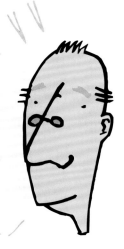

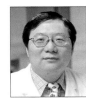

你需要科学中药吗

科学中药为"中药浓缩制剂"的别名。科学（浓缩）中药主要是利用现代制药方法，生产出散、细粒、锭、片、胶囊等多种不同使用方式的中药产品，有别于中药传统煎剂或纯生药研粉制成之膏、丸、丹、散。

浓缩制剂虽然比直接将药材磨粉来服用的疗效好，起效快，然而和传统的煎煮法比较起来，其效果也有限制，你可以就自己的习惯和需求来评估。

谁适合选择科学中药

☐ 我没有时间煮药
☐ 我常常把药煮焦煮糊了
☐ 我不喜欢药汁的味道
☐ 我不在意疗效是否迅速
☐ 我是因为慢性病在服用某种特定的药
☐ 我服药期间需要出远门

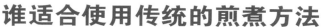

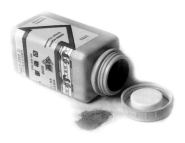

谁适合使用传统的煎煮方法

☐ 我不怕煮药的麻烦
☐ 我喜欢中药药香四溢
☐ 我要求药效
☐ 我相信中药房的药师为我调配的处方
☐ 我较相信传统的方式，不相信科学中药

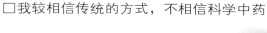

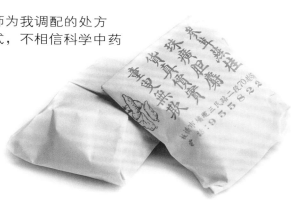

step-by-step

传统煎煮的汤剂 VS. 科学中药

	传统汤剂	科学中药
疗效	迅速	缓慢
有效成分	高	低 制作过程中，为了做成粉状或锭剂的形式，加入淀粉之类的添加物
品质	较不稳定，与所使用药材的品质有关	较稳定，经过卫生部门核定
抓药时间	较费时	快
煎煮	费时	不需煎煮
服用	麻烦，药液保存不易	简便
药物成分	医师依病情增减药材	如果自行到中药房购买方剂药，则其成分按古籍方剂、经典所载 如果经中医师诊断，会依你的病情增减药材
适用病症	突发新病或病情危急的病症	单纯性疾病以及需要长期服药的慢性病
购买地点	一般购买药材的地方	中药房
选择须知	要注意药材的新鲜度及是否选对药材	选择品牌及处方
价格	较贵	较便宜，但一次须整罐购买
抓药方法	拿处方笺、自行指定处方或请药房老板推荐。	经中医师推荐，自行前往中药房购买，或自行购买已熟悉的几种常用的方剂

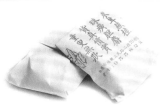

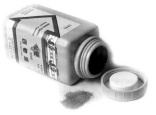

如何选择科学中药

　　一般人以为科学中药是中医诊所专用的处方，其实不然，一般中药房也可以买到各种科学中药。不同的是，中药房的药师没有中医师执照，没有调配权。也就是说，我们可以到药房购买一罐罐合格的科学中药，那是经过卫生部门的核准，依方剂所载调配而成。一般常吃的补品，也有制成科学中药。目前有众多家厂商生产科学中药，其中有很多获得 GMP（优良药品）认证。选择时，如果对品牌不甚清楚，可以选择知名的药厂来购买。

科学中药选购须知

1 　　注意包装上的指示，其中最重要的是，看其有无卫生部门核准字号。

■ "药"为浓缩制剂之意

■ "成"为成药之意

■ "食"为食品之意

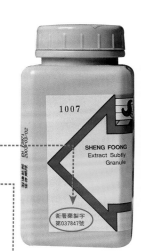

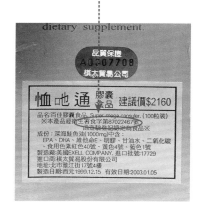

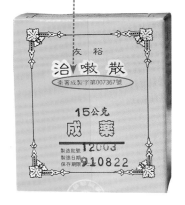

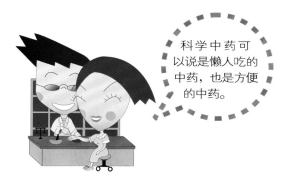

科学中药可以说是懒人吃的中药，也是方便的中药。

科学中药标示"药"和"成"的不同

	标示为"药"者	标示为"成"者
产品内容	为浓缩制剂	为成药
制作流程	经煎煮，再浓缩制成	未经煎煮，直接将药材研磨成粉，再加工制成
与传统煎煮法比较	较接近传统药材的煎煮方式	与传统煎煮法不同
有效成分	高，煎煮后会将剩余杂质过滤，可减少农药残留及无效成分的掺杂	低，未经过滤及粹取，掺杂较多杂质，也较可能有农药残留的机会

info

虽然浓缩制剂的疗效比成药好，但是坊间浓缩制剂比较不常见，而常见的多为成药，浓缩制剂一般为医师用来开处方用。

体质分类

药性分类

选用法

2 若对于所购买的产品有怀疑，也可上卫生部门网站查询，只要输入产品字号，就可以知道此产品是否有经过登记及核准。由于有些不良厂商，在停产该药品后，将其字号卖给其他厂商或其他产品，所以，还要核对产品字号及产品名称是否相同。

3 注意是否有制造日期及保存期限，并查看有无过期现象。

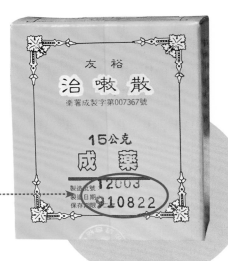

4 一个合格的科学中药，须有成分、适应症、每次服用量的标示。

5 选择有 GMP 标示的厂商

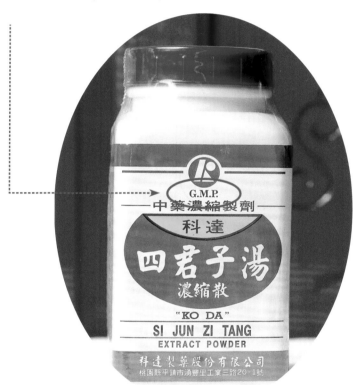

6 注意是否为包装成中药的样子，但其实是"食品"的产品。由于要成为药品必须通过层层审核，所以，经过审核的成药其品质和疗效都有所保证，但如果是食品，其疗效有待存疑。

7 科学中药里绝对不能有西药的成分存在。

进补

除了知道自己的体质之外，

你还需要了解中药的功能，

才能清楚你买中药的目的，进而对症下药。

进补就是中药的功能之一，

本篇带领你进入中药进补的领域，让你吃出健康、吃出"元气"。

本篇教你

☑ 正确的进补观念

☑ 补品的种类

☑ 吃补的诀窍

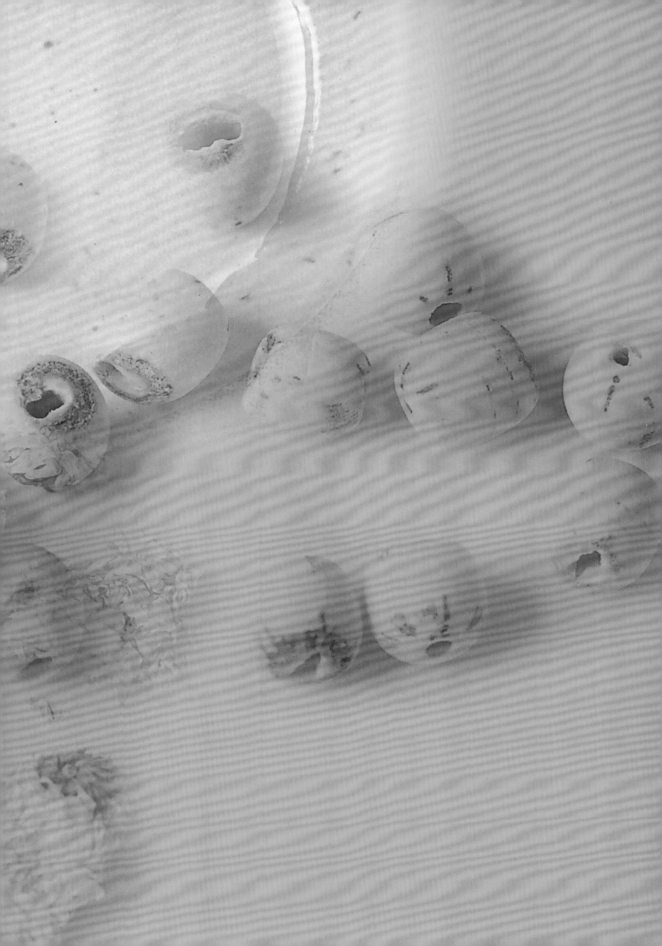

吃补有禁忌吗

中药本身并无害，调配适当可以补身，但如果观念错误很容易造成反结果，不但身体没补好，反而病情更加恶化，甚至没病吃成有病。所以，在开始选购中药补身之前，必须先建立以下的观念：

吃补注意事项

1 不要迷信补药

如广告中常强调男性就需吃壮阳药，但壮阳药通常为大补大燥之品，不见得适合每个人，而且正确的性知识对于性方面的帮助胜过于盲目地服用补品，男性补阳的说法其实是一种迷思。

2 防止闭门留寇

就是指服用补品反而将病邪留在体内；如感冒而引起头痛、发烧、喉咙痛等症状时不要吃补，因为此时病毒正厉害时，吃补会把门堵上，造成病毒出不去。因此，当身体有细菌感染之化脓或发炎时不要吃补，而应先将病邪去除，再服用补品。

3 虚不受补

过于虚弱的人不适合吃补药，尤其是消化吸收机能不好且抵抗力弱者，以及慢性疾病末期、虚火旺的病人，不适合进补。

4 必须对症施补

补气、补血、补阴、补阳，是四种补品的基本类型，只要搞清楚你所缺的哪一项，就不会误食补品了。

5 不可存有"三天捕鱼两天晒网"的心态

如果只是偶尔心血来潮时吃一帖补品，这样的效果通常不显著，每一种补品需要服用一定的剂量才会产生药效，可是服用过多也不恰当，可以请教专业的药师或医师给予建议。

Q 吃补时，应该注意什么？

A 如果想吃补要清楚自己是属于哪一种虚证，最起码是属于阴虚或阳虚要分清楚。如果发现不偏属于阴或阳，那表示你的体质属于平和，一般的补品都可以吃，若有不舒服的症状出现，就要避免再服用造成不舒服的药材。

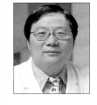

—— 游智胜

6 服用中药时，不要吃高脂肪、辛辣的食物

高脂肪食物会延缓药效，而辛辣（如大蒜、葱等）等过于刺激的食物，也会影响人体对补品的吸收。

基本概念

进补时节

补品种类

墩煮

谁需要进补

中国台湾民间向来有吃补的习俗,一般常吃补的时机有:(1)小孩发育成长时;(2)女孩子月经初来之时以及月经前后、妊娠期、更年期;(3)生病时;(4)老人体虚的调养;(5)一般冬天驱寒的补养;(6)工作疲劳的调养。

适合进补的人

1 小孩调补

中医认为,小孩"五脏六腑,成而未全……全而未壮"。一般说来,无病的小孩不需要进补,除非小孩子身体虚弱或者生病,可以用性味平和补品调养,以健脾胃、补肾气为主,目的是增加消化吸收功能,以获得充足营养,促进生长发育,一般约在 12、13 岁期间,民间称为小孩"转骨"时期。

2 妇女进补

一般而言,不同时期的妇女,所需之营养成份不同,也有不一样的补法。月经初潮较晚的孩子,可能是营养不良,体弱多病而导致发育迟缓,此时除了健脾胃,增加孩子的吸收能力以外,也可以适当用党参、熟地、枸杞、大枣、桂圆肉等调血之补品调养。而青、壮年妇女历经月经、妊娠、分娩、哺乳等情况,身体所需消耗的营养较多,血液也容易亏损,以补血、养血为主。老年妇女,肾气渐衰,除了补血之外也要兼顾补气,可选用补肝肾,益气血之品。

3 生病者的调养

中医说"虚不受补"，过于虚弱的人身体消化功能差，服用补品后，可能会有消化不良、腹胀等情况发生，这情况可能发生在下列两种情形：

1. 消化吸收功能不好而且抵抗力弱的人，这种人进补无益，反而容易使其受感染。

2. 慢性疾病末期，身体消耗太多元气，自律神经不平衡，造成交感神经兴奋，也就是中医所说"虚火"的情况，此时进补会助长虚火。

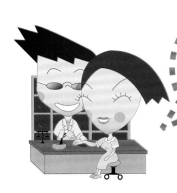

病中调养须顾虑病人的身体状况及其所缺乏的营养物质，此时要请教中医师适当的处方。

基本概念

进补时节

补品种类

墩煮

4 老人进补

老年人的身体较虚弱，进补要小心，凡是过寒过燥、大辛大热的药剂，对老人都是不适当的。

老人的补品，一般为药性平和的补品。而有疾病的老人，进补一定要遵循中医师的嘱咐。

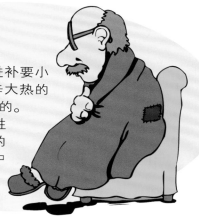

5 一般冬天驱寒的补养

坊间常见的由羊肉炉、姜母鸭、麻油鸡、十全大补汤等，有时吃了反而会造成便秘或上火，那是因为这些滋补品通常较为燥热滋腻，有虚火或体质偏属实热型的人不适合服用。

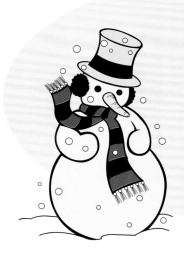

6 工作疲劳的调养

劳心者与劳力者因为劳动方式的不同，补法也有差异：

1. 脑力劳动者，因为长期缺乏身体的活动，体质较差，而且思虑过度，损伤心脾，或长期熬夜引起肝肾不足和气血虚弱的现象，症状为心悸、失眠、身体疲累、容易头昏眼花、健忘等，需补气血及肝肾。

2. 长期在寒冷潮湿环境工作者，容易阳气不足或有脾湿的现象，而引起虚弱或皮肤方面的不适，宜选用温补健脾的补品。

3. 长期在高温和干燥环境工作者，由于出汗过多，耗损气阴，会出现皮肤、口鼻、咽喉等干燥，以及喉痛、便秘等症状，可选用养阴润燥及益气的补品。

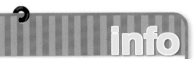

info

因食欲不振吃太少而导致的血糖不足、头昏、心悸、血压低等症状，可服用含少量糖分、强心利尿、促进血糖代谢的药材，如甘草、红枣、黄芪、淮山药、荸荠，或生脉饮、当归补血汤等。

faq

Q 男性是否需要特别进补？

A 男性进补的处方与女性大约相同，差别只在于月经问题。除了调经的药，男性进补的药材与处方与女性的相同。至于男性要补阳、壮阳那些说法，以医师的观点来看，没有特别的需要，因为壮阳药也都以补肾阳的药居多，而关于肾阳的问题最好是请教医师，并非每个男性都需要补肾阳，这都需经过辨证论治。一般来说，如果男性容易疲劳可以服用补中益气汤或是八珍汤，筋骨不足的话可以加些杜仲、怀牛膝、续断这一类药。

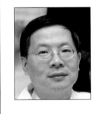

—— 李新立

基本概念

进补时节

补品种类

墩煮

何时该进补

　　进补的原则是"虚则补之，实则泻之"，依个人体质不同，补足身体所欠缺的营养，所以四季皆可进补，但依照天气的变化，每个季节的补法不尽相同，"夏季宜凉补，冬季宜温补"是一般的原则，凉补选用性味寒凉的药材进补，温补则选用温热的药材进补。

春天进补 → 升补，清补

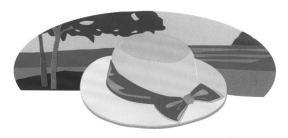

1　春雨连绵的湿气，常会产生疾病，如感冒、皮肤病、身体倦怠、胃口不佳等症状，只要让身体流汗、增加肠胃蠕动、大小便正常，大都可以改善。此时若适时补充些营养物质，可供给机体活动及生长发育的需要，选用扶助正气、补益元阳之类补气的中药最合适。

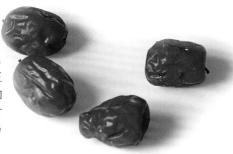

2　对于身体虚弱的人来说，可以考虑服用帮助人体恢复正气的补品，即补气的中药，如西洋参、蜂王乳、红枣、四君子汤、六君子汤或补中益气汤等。

夏天进补 → 清补，选寒凉者

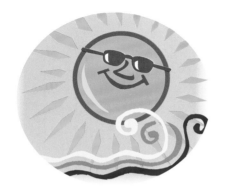

1 　夏天气候炎热，暑热与暑湿易侵入人体，常常因为大量出汗而导致食欲不好，且由于体能消耗量大，常有疲劳之感，通常服用凉补防暑的补品，以养五脏之阴液、清暑热、生津止渴，如绿豆、薏仁、茯苓、天冬、麦门冬、菊花、金银花、淮山药、枸杞等，或生脉饮、补中益气汤、四神汤等方剂。

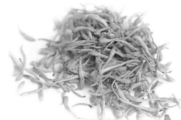

2 　生脉饮是夏天最好的药，是一剂凉补与去湿的处方。如果元气差可以考虑补中益气汤加一点佩兰、藿香、薏仁等来去湿。

3 　清暑益气汤也是夏天很好的处方，由生脉饮加一些提升元气的药组成。此外，菊花茶、绿豆汤、冬瓜金银花茶、莲子汤等也都是适合夏天引用的清凉茶饮。

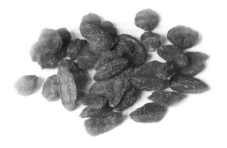

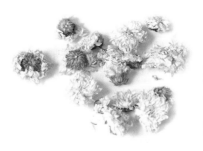

info

过度或异常发汗而造成汗斑、湿疹、足癣等皮肤病等，需要淡渗利湿（帮助将体内多余的水分排除，一般为利尿的方式）、辛凉解表（也是帮助水分排除，通过发汗的方式）的药材，如薄荷、紫苏、九层塔、白茅跟等。

基本概念

进补时节

补品种类

墩煮

秋天进补 ➡ 平补，选性温者

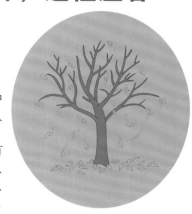

1 秋天是"燥气当令"的时节，中医"秋燥"常见的症状是口干唇焦、鼻燥、肤燥、声哑、大便燥结、尿黄短赤等，应当选用养阴润燥的补品，尤其是具有特殊胶质、醣分的补品，如百合、天门冬、麦门冬、茯苓、党参、沙参、生地、熟地、蜂蜜等，可以增加上皮细胞之润燥功能，增强免疫机能。

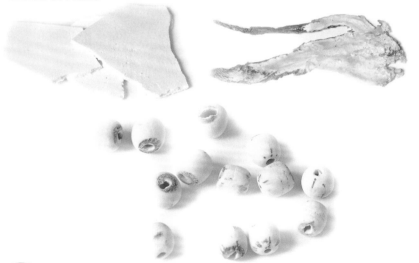

2 一般来说，秋天的平补药材为一年四季适宜之补药，其药性平和，如莲子、芡实、黑芝麻、小麦、淮山药、红枣等，或是甘润、较有油脂的药材，如百合、何首乌、当归、天门冬、麦门冬、杏仁、松子、栗子、南瓜子等子类药材。

冬天进补 → 滋补，选热性者

冬天气温降低，食欲会增强，且人体的代谢下降，精气封藏，此时服用补品是最容易被人体吸收的时节，所以一般"冬令进补"有所谓"三九补一冬，来年无病痛"的说法，只要冬天经过一番调养，来年的一整年都会活力充沛、很有精神。进补须依照个人体质选择：

1. 虚寒体型：怕冷喜暖、面色苍白、口淡不渴、四肢欠温、大便清长、舌质淡白等，可用红参、黄芪、龙眼肉等热性中药滋补。

2. 热性体质：平时发热喜凉、口干唇燥、烦躁易怒、大便燥结、小便黄赤、舌质深红等，可选用西洋参、蜂蜜、百合、天门冬、麦门冬、黑芝麻等滋阴的补品。

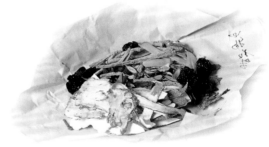

3. 血虚引起头昏眼花、面色萎黄，可用当归、何首乌、龙眼肉、枸杞或四物汤、当归补血汤等补血药材。

4. 气虚者则采用人参、黄芪、党参、白术、山药等补气药。

info

比较贵又常用的中药如人参，价格的高低相去千里，若经济能力许可，可以请熟悉、可靠的药行老板推荐品质较好的，也可以购买药效相似但价格普通的药材使用，一样会有效果。

基本概念

进补时节

补品种类

墩煮

补品有哪些类型

中药补品主要针对身体的抵抗力较弱、生理功能无法发挥至正常状态的人，也就是虚症的人来做调养。根据虚弱症状，又可分为补气、补血、补阴、补阳等4类。

补品的四类型

1 补气

常用的补气药有人参、党参、黄芪等；常用的方剂有四君子汤、补中益气汤等。

●适合者
平常容易倦怠、气短声低、懒言神疲、头晕、自汗、食欲不振，可伴有脱肛、疝气或妇女子宫下垂等病症，以及容易流汗、感冒等。

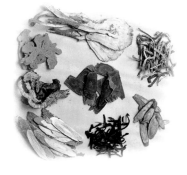
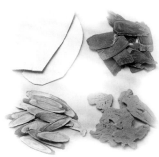

2 补血

常用的补血药有当归、白芍、熟地、何首乌、枸杞等；最常见的补血方剂为四物汤、当归补血汤。

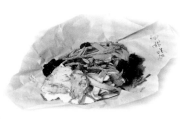

●适合者
面色枯黄；四肢、指甲及嘴唇苍白；容易头晕目眩、耳鸣；女子月经少、血色不鲜红；容易头晕、心悸等。

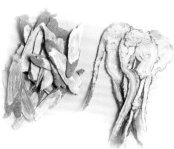

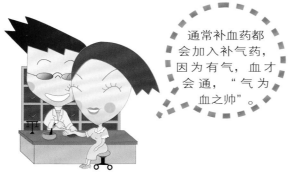

> 通常补血药都会加入补气药，因为有气，血才会通，"气为血之帅"。

3 补阴

常用的补阴药为百合、沙参、麦门冬、知母、白木耳等；常用的补阴方剂有沙参麦门冬汤、六味地黄丸等。

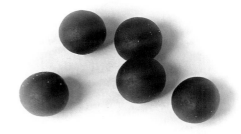

● 适合者

身体瘦弱、肌肤干枯、耳鸣目眩、心悸亢进、烦躁失眠、盗汗、便秘、遗精、口易干渴、手脚心热等，通常为慢性病患者；有虚火上升的症状。

4 补阳

补阳主要在于增加内分泌系统功能，温补肾，分为助阳、扶阳与壮阳等。常用补阳药有鹿茸、蛤蚧、紫河车、肉苁蓉、狗脊、菟丝子、胡桃、冬虫夏草等。

● 适合者

腰部以下常觉冰冷、腰部或膝盖常无力或疼痛、下肢软弱、下腹时有痛感、时常拉肚子、小便频繁而量少、有虚喘等症状（一般为肾阳虚）。

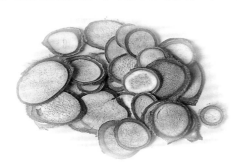

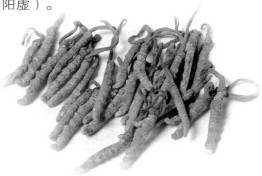

常见的补品有哪些

一般我们常吃的补品，可根据滋补的作用分为：（1）补气、（2）补血、（3）滋阴、（4）气血双补、（5）养心安神、（6）夏天清补、（7）改善冬天手脚冰冷、（8）健胃补脾及增加免疫功能、（9）冬令滋补壮阳等，以下针对各项作用的补品，加以说明。

补气 ➡ 四君子汤、补中益气汤

1

四君子汤

●成分

人参 6g、白术 6g、茯苓 6g、甘草 3g

●功效分析

（1）人参：性温，味甘，补气、健脾、养胃

（2）白术：性微温，味甘苦，健脾、燥湿、益气。

（3）茯苓：性平，味甘淡，渗湿健脾

（4）甘草：性平，味甘，益气和中、甘温益气、健脾养胃

●适应症

治疗脾胃气虚症，即面色白、说话声音细微、四肢无力、食少便浊。

●注意事项

阴虚血热者慎用

（人参）

（茯苓）

（甘草）

（白术）

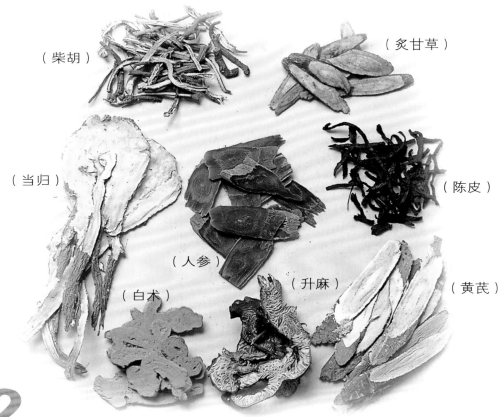

（柴胡）　（炙甘草）　（当归）　（陈皮）　（人参）　（升麻）　（黄芪）　（白术）

2 补中益气汤

● 成分

黄芪 5g ~ 10g、人参 3g、白术 1.5g ~ 3g、陈皮 1.5g ~ 3g、炙甘草 3g、柴胡 1g ~ 1.5g、升麻 1g ~ 1.5g

● 功效分析

（1）黄芪：补中益气

（2）人参、白术：益气健脾

（3）当归：养血补虚

（4）陈皮：理气和胃

（5）升麻、柴胡：升阳举陷

（6）炙甘草：调和诸药

● 适合症

（1）益气升阳以及调补脾胃。

（2）脾胃气虚发热症：发热、自汗、渴喜热饮、少气懒言、肢体倦怠无力。

（3）气虚下陷症：脱肛、子宫下垂、久泻、久痢、寒热似疟久久不愈。

● 注意事项

（1）升麻、柴胡的用量不能太大，即使其余药量增加，这两药也不能超过3g。

（2）阴虚发热或实热症者不宜使用。

补血 ➜ 四物汤、当归补血汤

1 四物汤

●成分
当归 10g、川芎 5g、芍药 6g、地黄 12g

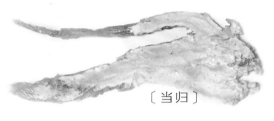

〔当归〕

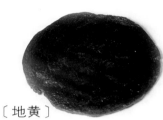

〔地黄〕

〔川芎〕

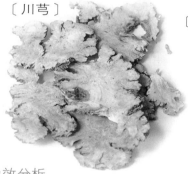

〔芍药〕

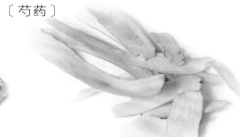

●功效分析
（1）当归：补血养血。
（2）川芎：活血行气，月经过多、出血性疾病者慎服。
（3）芍药：又分白芍与赤芍。白芍可调经止痛，赤芍可凉血化瘀止痛。
（4）地黄：分生地黄与熟地黄。熟地黄可以滋阴补血，生地黄可以凉血。

●适应症
四物汤是调经、补血的基本处方，可改善贫血、身体虚弱、促进血液循环、调节子宫机能、镇静和止痉效果。血虚体质的女性，通常经期会拖很久，在经期将结束时服用四物汤，可以促进子宫收缩，将经血排净。

●注意事项
（1）四物汤属于温燥性补品，血热、火气大的人不适合服用。如果血虚患者有嘴破、长青春痘现象，可以请医师调配具上凉下热功能的芩连四物汤。
（2）脾胃功能不良，易下痢的人要酌量增减，因为熟地黄、川芎、当归对肠胃副作用大。

四物汤为补血、活血、行血之方，只要有贫血、体力衰弱者均可服用，男女不拘；由于没有女性荷尔蒙的作用，男性可以安心服用。

info

除妇科疾病外，四物汤也广泛用于血液疾病和循环系统疾病的治疗，如缺铁性贫血可加党参、黄芪、何首乌、陈皮；再生障碍性贫血可再加枸杞、菟丝子、巴戟天、淫洋藿；动脉硬化者则加入桃仁、泽泻、山楂、何首乌；高血压加钩藤、地龙、石决明等。最好先让中医了解症状并为你调配。

（3）大量失血造成虚脱的人不宜使用。

（4）若平时容易腹胀的人，可以于四物中再加入"砂仁"理气。

（5）容易拉肚子者应减少当归的量。

（6）血热者使用川芎时应减量。

（7）关于芍药的使用：血热者用赤芍。

（8）虚寒体质者用熟地黄，热证者则用生地黄。若既需要补又需要清热消炎者，则生地黄与熟地黄各半。生地黄含糖高不易消化，多服会使消化机能受障碍，不宜长期服用。

（9）调制四物汤时，对于口干舌燥、燥热症状的人，可加入玄参。

●煮法

（1）先将药材略为冲洗一下，浸泡于6碗水中，如果时间充裕的话，浸泡1小时为佳。

（2）用大火煮开，水沸腾后转中小火继续煮，约30分钟后加入鸡肉或其他肉类，再20分钟后加入米酒半碗至1碗继续煮，再煮约10～20分钟后起锅。

Q 每位妇女都适合吃四物汤吗？

A 那不一定。有一个子宫内膜异位相关团体，她们的医师就很反对这类病患随便买四物汤来吃，因为吃了反而造成子宫内膜异位更严重或更痛。以中医来看也是有道理的。对于四物汤，有些人一吃就上火、口干舌燥、嘴破。也不是说绝对不适合吃，而是药材需要调整，如四物汤中的地黄可以选择生地黄凉血或是熟地黄补血，芍药可以选赤芍活血或白芍养阴，作用就不太相同。份量也要随着需要加强的部分作调整，月经量多者，川芎不适合用太多。若需要补血活血力量强的话，则当归用量要多，白芍也可以改成赤芍。看个人需求，一个方剂可以有多种变化。

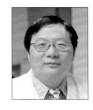

——游智胜

基本概念

进补时节

补品种类

墩煮

2 当归补血汤

● 成分
黄芪 30g、当归 6g

〔黄芪〕 〔当归〕

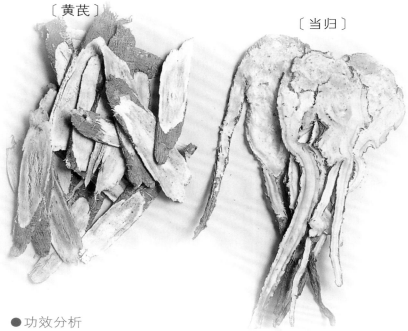

● 功效分析
（1）黄芪：甘温补气，以滋生血之源
（2）当归：甘辛苦温，养血和营

● 适应症
（1）补气生血，生血的疗速比四物汤快，所以抢救大量失血时，
　　　常以当归补血汤随证加减。
（2）劳倦内伤、血虚发热（肌热面赤）、烦渴欲饮；妇人经期
　　　或产后血虚发热头痛；或疮疡溃后，久�!不合。

● 注意事项
　　阴虚潮热的人忌用。

滋阴 → 天王补心丹

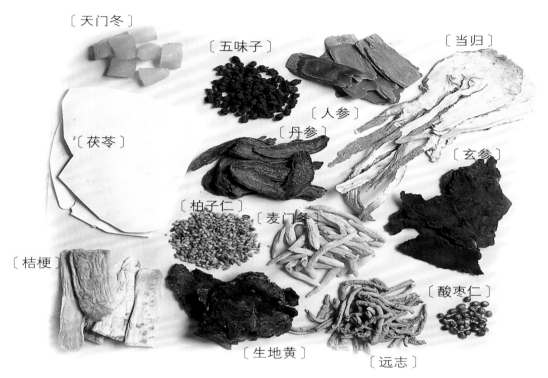

〔天门冬〕 〔五味子〕 〔当归〕 〔人参〕 〔丹参〕 〔玄参〕 〔茯苓〕 〔柏子仁〕 〔麦门冬〕 〔桔梗〕 〔酸枣仁〕 〔生地黄〕 〔远志〕

天王补心丹

●成分

酸枣仁60g、柏子仁60g、当归身60g、天门冬60g、麦门冬60g、生地黄120g、人参15g、丹参15g、玄参15g、茯苓15g、五味子15g、远志15g、桔梗15g

●功效分析

（1）酸枣仁、五味子：润补，养心安神，敛心气之耗散
（2）柏子仁、远志：润补，养心安神
（3）丹参：清热凉血，除烦安神
（4）地黄、玄参、天门冬、麦门冬：甘寒多液，可滋阴清热
（5）人参、茯苓：益气安神
（6）当归：养心血，助安神
（7）桔梗：宣肺利气，载药上浮

●适应症

（1）补心安神，滋阴清热。
（2）适用于阴亏血少，神志不宁（即心悸少寐、神疲健忘、梦遗、大便干结、口舌生疮等症状）。

●注意事项

不要与香菜、大蒜、萝卜、酒等同服。

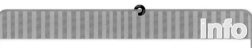

Info

一般天王补心丹都研磨成细末炼蜜为丸，此药材的量如果要煎水服用，则按比例适量减少。

气血双补 ➙ 八珍汤、十全大补汤

1 八珍汤

● 成分

八珍汤就是指四物汤加上四君子汤，主要成分为人参 6g、白术 6g、茯苓 6g、甘草 3g、当归 10g、川芎 5g、白勺 6g、地黄 12g。

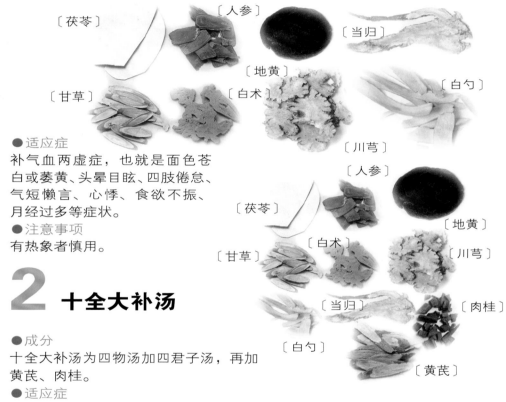

〔茯苓〕　〔人参〕　〔当归〕
〔地黄〕
〔甘草〕　〔白术〕　〔白勺〕
〔川芎〕

● 适应症

补气血两虚症，也就是面色苍白或萎黄、头晕目眩、四肢倦怠、气短懒言、心悸、食欲不振、月经过多等症状。

● 注意事项

有热象者慎用。

〔人参〕
〔茯苓〕　〔地黄〕
〔白术〕　〔川芎〕
〔甘草〕
〔当归〕　〔肉桂〕
〔白勺〕
〔黄芪〕

2 十全大补汤

● 成分

十全大补汤为四物汤加四君子汤，再加黄芪、肉桂。

● 适应症

十全大补汤为四物汤加四君子汤所合成之调气补血的八珍汤，再加上具有大补元气的黄芪，以及具温补作用之肉桂，用于治疗气血两虚的症状。它是适合全家冬令进补的药方，可改善慢性的虚弱体质。

● 注意事项

易便秘、口渴、尿量少而色深等实热症状的人，或阴虚火旺的人不宜服用，由于属于温补药方，容易造成上火的现象。

● 煮法

可炖鸡（依个人喜好选择鸡腿或全鸡）、鸭或排骨。

（1）将肉类先行处理，切块、洗净。

（2）药材略为过水清洗，浸泡约一小时（若无时间就不要浸泡）。

（3）药材加水（约为淹过药材再多 3 分之一）煎煮约 40 分钟。

（4）加入肉类，再酌量加入米酒，然后煮 20 ~ 30 分钟即可。

养心安神 → 甘麦大枣汤、酸枣仁汤

1 甘麦大枣汤

● 成分

甘草 9g、浮小麦 30g、大枣 10 枚

● 功效分析

（1）浮小麦：味甘而凉，补心脾，养肝气
（2）甘草：养心补脾，和中缓急
（3）大枣：甘润，与小麦配伍，能补中益
　　　　　气，润养心阴

● 适应症

养心安神、和中缓急，适用于脏躁症（忧虑
过度，心阴受损），即精神恍惚，常悲伤欲
哭不能自主，心中烦乱，睡眠不安，甚至言
行失常，呵欠频作。

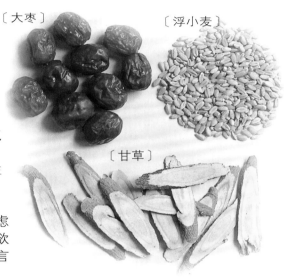

〔大枣〕　〔浮小麦〕
〔甘草〕

2 酸枣仁汤

● 成分

酸枣仁 20g、甘草 3g、知母 6g、茯苓 6g、川
芎 6g

● 功效分析

（1）酸枣仁：养肝宁心、安神敛汗，为治虚
　　　　　　烦失眠的重要药材
（2）知母：清虚热、滋肝肾、除虚烦
（3）川芎：芳香走窜、活血利气、疏解肝气
（4）茯苓：宁心安神
（5）甘草：调和诸药

● 适应症

养心安神、镇静催眠（中医的催眠并非如同西
医一般，服用后就昏昏欲睡，而是在想入睡时，
可以很快入眠）。

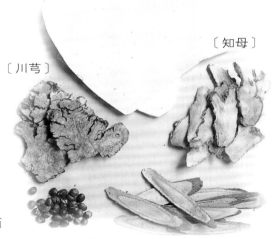

〔茯苓〕
〔知母〕
〔川芎〕
〔酸枣仁〕
〔甘草〕

基本概念

进补时节

补品种类

墩煮

适合夏天的清补 → 生脉饮

生脉饮

● 成分

人参 9g、麦门冬 15g、五味子 6g

● 功效分析

（1）人参：甘温，益气补肺以生津。

（2）麦门冬：甘寒，养阴清热以生津。

（3）五味子：味酸，敛肺止汗以生津。

（4）三药配伍，也就是说三种药合在一起使用，一补、一清、一敛，发挥益气养阴、生津止渴、敛阴止汗的功效，使气复津生，汗止阴存，脉得气充，名为生脉饮。

● 适应症

益气生津、敛阴止汗。可治疗：

（1）暑热汗多、耗气伤阴，也就是体倦、气短懒言、咽干口渴。

（2）久咳肺虚、气阴两伤，就是指呛咳少痰、短气自汗、口干舌燥。

● 注意事项

本方适用于虚症，实症不宜食用。

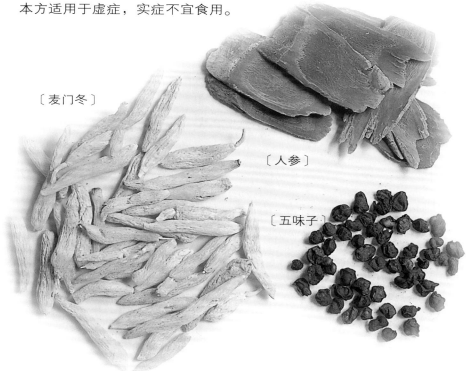

〔麦门冬〕

〔人参〕

〔五味子〕

改善冬天手脚冰冷 ➜ 麻油鸡、烧酒鸡

1 麻油鸡

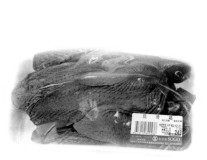
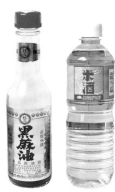

●成分

麻油、鸡、生姜、酒（水）

●功效分析

（1）麻油：适用于产妇胞
衣不落、通大
小肠、生肌长
肉、止痛

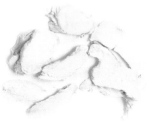
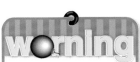

（2）乌骨鸡：甘平无毒，
主治虚劳羸
弱、有助于产妇、治女人崩中带下及
一切虚损诸病，对产后的妇女最适宜，
特别是曾大量出血或有白带的人。

（3）生姜：味辛，性微温，具有发汗解表、温中
止呕、解毒及促进食欲作用。

●适应症

妇女产后补虚良品，也可改善冬天手脚冰冷、贫血
等症状

●煮法

（1）姜先用麻油爆香，但要注意一般煮麻油鸡的生姜
不去皮，因姜皮有利尿、消肿的功能。

（2）加入鸡肉爆香。

（3）加入酒炖煮约一小时即可。若不喜欢酒味太重，
可酌量加水，或炖煮时间加长，让酒气挥发。

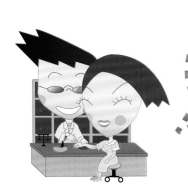

如果产妇有风
湿性疼痛、伤口化
脓、贫血、乳癌的
症状，则用雄乌骨
鸡肉更适合。

warning

《神农本草经》中
上品之药，所指的
是无毒之药，久服
多服不伤身，为最
适合作为补品的
药。但以现代医学
的观点来看，此项
说法有待商榷。

基本概念

进补时节

补品种类

墩煮

2 烧酒鸡

●成分

土鸡 1 只（以乌骨鸡为佳）、川芎 3g、当归 2g、桂枝 3g、桂心 2g、大茴香 3 粒、枸杞 1 小把、米酒 2 瓶。

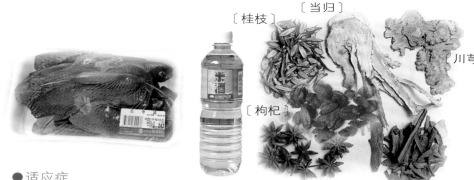

〔桂枝〕 〔当归〕 〔川芎〕

〔枸杞〕

〔大茴香〕 〔桂心〕

●适应症

冬天手脚冰冷、贫血、血虚的人适用

●注意事项

感冒、发烧、肝火旺、肠胃炎的人禁止食用

●煮法

（1）鸡肉切成鸡块待用。

（2）将中药放入米酒中浸泡约 1 小时。

（3）将鸡肉放入步骤（2）的料中，盖上锅盖，大火加热到酒精燃烧，改成小火煮 10 分钟即可。

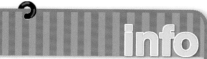

info

鸡肉在《神农本草经》中被列为上品，除含丰富蛋白质外，有促进组织新生及修补的能力，而且比其他肉类更嫩、无腥味，尤其适合产后需补充营养的产妇。鸭肉、猪肉的性寒，不适合产后需要温补的调补方式。牛肉、羊肉等味道都没有鸡肉合适。因此，传统上，麻油鸡都是以鸡肉来烹煮。

健胃补脾，增强免疫功能 ➔ 四神汤

四神汤

● 成分

猪肠 500g、莲子 50g、山药 25g、茯苓 25g、薏仁 50g、芡实 25g

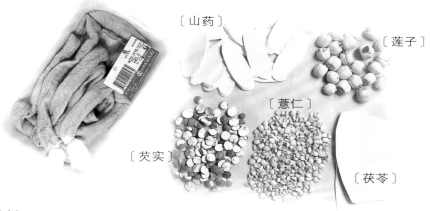

〔山药〕 〔莲子〕 〔薏仁〕 〔芡实〕 〔茯苓〕

● 功效分析

（1）猪肠：性微温，味甘，无毒，治虚渴、小便频数，也有润肠之效。

（2）莲子：性平，味甘涩，清心益肾、健脾止泻、益肾固精，特别对于心火旺、烦躁、睡眠不安、口干等症状者，具清热、镇静作用。

（3）山药：性微温，味甘，具有滋养、增加气力、强壮筋肉、帮助消化等作用。

（4）茯苓：性平，味甘淡，健脾补中、养心安神、利水渗湿。

（5）薏仁：性微寒，味甘淡，健脾止泻、渗湿、排脓。

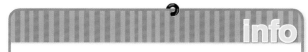

info

四神汤如果只加水煮而不加猪肠，也同样可以达到健胃补脾的功能，但加入猪肠，主要是猪肠具有润肠作用，可以加强药效。

● 适应症

食欲不振，消化吸收不良，补脾益气、健胃、止泻，特别是常有泥状便者，更有助益。

● 注意事项

若为发炎而引起的下痢，则不可以加入山药。

● 煮法

（1）猪肠先用可乐揉搓，再以清水洗净，另外用少许酒和白醋搓洗可消除腥味，先用开水烫过。

（2）猪肠加入少许葱、姜、酒煮至熟透。

（3）将猪肠捞起，加入其余药材及酒 1 大匙一起放入燉锅，约煮 40 ~ 60 分钟即可。

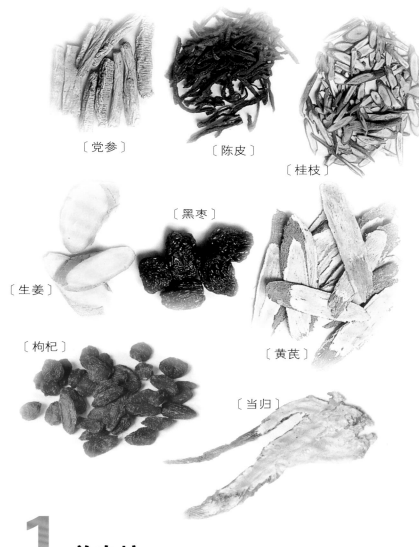

其他常见冬令滋补强壮补品

〔党参〕　　　〔陈皮〕

〔桂枝〕

〔黑枣〕

〔生姜〕

〔黄芪〕

〔枸杞〕

〔当归〕

1 羊肉炉

●成分

当归、枸杞、黄芪、生姜、桂枝、陈皮、党参、黑枣，剂量随各家口味适当增减，或再加入大茴香，或花椒、辣椒、九层塔、胡椒等。

2 当归鸭

● 成分

鸭半只，姜两片，当归３克，川芎、桂枝、肉桂各少许，酒两大匙，水８杯

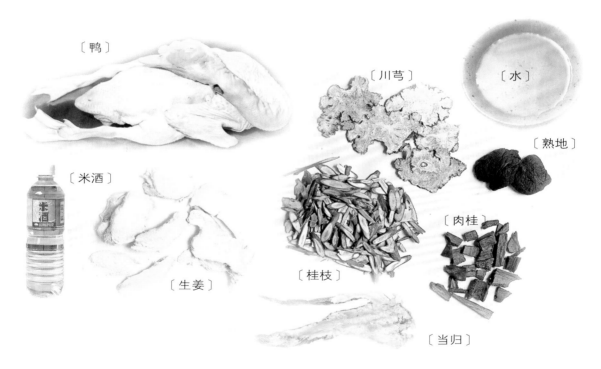

〔鸭〕

〔川芎〕

〔水〕

〔熟地〕

〔米酒〕

〔肉桂〕

〔生姜〕

〔桂枝〕

〔当归〕

● 适应症

补血行气，特别是妇女体虚、经痛不顺等症状。

● 煮法

（１）鸭肉洗净，剁成大块

（２）鸭肉放入炖锅，加入药材、酒以及水，沸腾后中火燉约１小时即可。

（３）可和面线同吃，将面线先煮熟后捞起，淋上当归汁汤就是所谓的当归鸭面线。

3 药炖排骨（或称肉骨茶）

●成分

桂枝、花椒、三奈、甘草、大茴香、小茴香、公丁香、
母丁香、肉豆蔻、草豆蔻、肉桂子、川芎、当归、甘草

食用羊肉炉、当归鸭、药炖排骨的注意事项

（1）这些种类的补品多为辛温大热之补品，除非确实
有虚寒体质的症状，否则并不适合经常服用。尤
其是其中用来当佐料的药物，其药性皆辛温，内
火大的人（也就是有口干舌燥、咽喉肿痛等热症
的人）食用之后，容易上火，使症状更严重。

（2）孕妇若要食用要小心，因为其中肉桂的使用要先
请教医师。

（3）各种发炎症状或有溃疡等热性病症者，容易造成
严重发炎或出血，不适合食用。

（4）容易兴奋、不易入眠、心浮气躁、甲状腺机能亢
进等症状者，不适合食用。

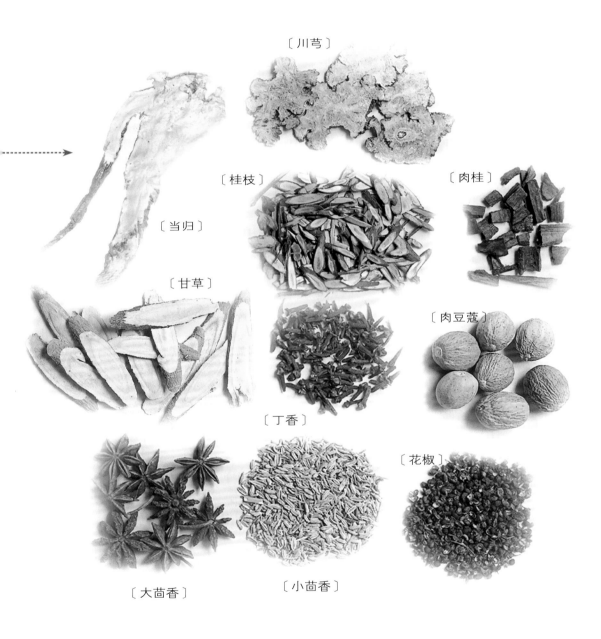

〔川芎〕

〔桂枝〕

〔肉桂〕

〔当归〕

〔甘草〕

〔肉豆蔻〕

〔丁香〕

〔花椒〕

〔大茴香〕

〔小茴香〕

基本概念

进补时节

补品种类

墩煮

怎样煮补品

补品的煮法和一般中药一样，有几项原则必须掌握，一般在抓药时，可请教中医师或药行老板。

煮补品的原则

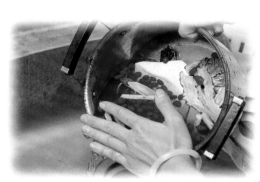

1 事先清洗和浸泡

只要用清水微冲一下即可，若时间允许的话，浸泡1小时左右，可以帮助药性的释出。

2 水量要适中

通常一帖药依份量，医师或药行老板会告诉你加入几碗水，煮到剩几碗水。根据通常的经验，如果8碗水煮至3碗水，则事先在加水时，先加入3碗水，目测大约的高度，然后再加满至8碗水，煮到约3碗水时的高度即可。

3 补药的时间宜长

通常是沸腾后，再煮60分钟。

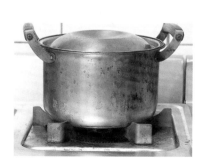

4 肉类可依个人喜好加入

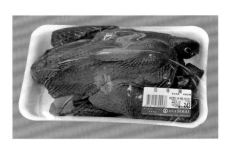

最常使用的肉类为排骨或鸡肉，鸡肉通常在起锅前半个钟头加入即可；排骨肉因为需要燉煮的时间较久，可在一开始就同药材一起放入锅中燉煮，也可以依个人的喜好提前加入，可以使肉炖煮得较为熟烂。

5 酒及调料不一定非加不可

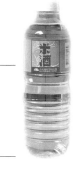

药材本身具有酸苦甘辛咸等五味，且通常一帖药含有多种药材，味道已甚丰富，不需要添加调味料。但是加入适量的米酒，这样可使补药更甘甜、更具风味。有时也可稍微奢侈一下，尝试加点约翰走路或白兰地调味，别有一番风味。

6 服用时间视状况而定

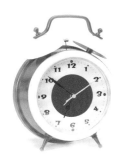

除非本身肠胃功能虚弱，需要饭后服用，通常为饭前服用效果较好，或是在两餐之间服用（上午9~10点以及下午3~4点），或再加入睡前。

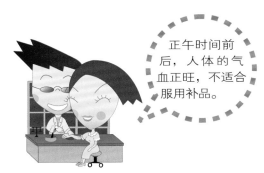

正午时间前后，人体的气血正旺，不适合服用补品。

warning

肝功能不好的人，燉补时不要加酒，因为酒对肝功能有不良影响。

基本概念

进补时节

补品种类

墩煮

补品要和肉一起煮吗

加肉一起煮最主要是因为肉类有蛋白质、钙质、维生素，还有些中药的元素，和补品一起煮时，可以产生互补作用，补品加入蛋白质可以增强补性，肉类加入补品，可以增加补气、补血的功效。

常用于冬令进补的肉类食品药性

	性味	功效
鸡肉	味甘，性平、无毒，入肝、肾、肺经	入肝、肾、肺经，补虚劳羸弱，治口渴、尿多及一切虚损，有调经、止白带作用，主治一切虚损诸病、月经不调、腰酸腿疼、消渴久痢。尤其是乌骨鸡对产妇有助益。
鸭肉	味甘，性大寒、微毒	入肺经、肾经，化痰利水，滋阴补肾，除热、除痨止渴，堪称虚痨患者的圣药。
猪肉	猪项肉：味甘，性微寒，无毒 猪肝：味苦，性温，无毒 猪血：味咸，性平，无毒 猪脑：味甘，性寒，有毒	古文称猪为"豕"，《本草纲目》记载："凡猪肉能闭血脉，弱筋骨，虚人肌，不可久食"，而在《神农本草经》中，将猪肉列为下品。
黄牛肉	味甘，性温，无毒	安中益气、养脾胃，补气功能和黄芪相同。
水牛肉	味甘，性平，无毒	止消渴、补脾健胃、强壮筋骨、消水肿。
羊肉	味苦，性大热，无毒	补中益气、止痛、开胃健身，为良好的滋补强壮药，最适合产妇及一切有虚寒症的人。
鹅肉	味甘，性平，无毒	利五脏、解五脏热、止消渴。

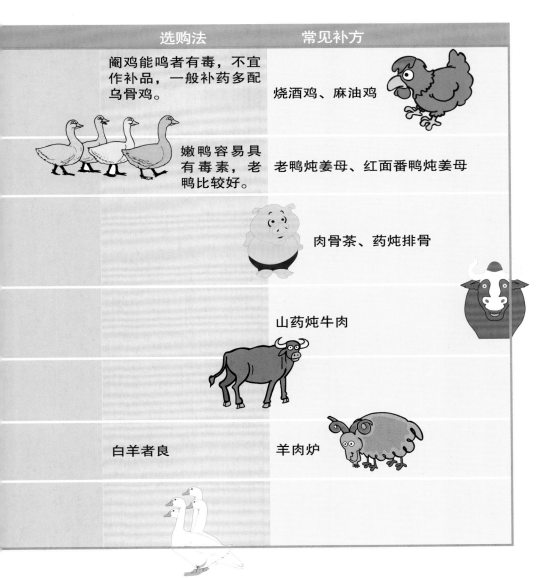

选购法	常见补方
阉鸡能鸣者有毒，不宜作补品，一般补药多配乌骨鸡。	烧酒鸡、麻油鸡
嫩鸭容易具有毒素，老鸭比较好。	老鸭炖姜母、红面番鸭炖姜母
	肉骨茶、药炖排骨
	山药炖牛肉
白羊者良	羊肉炉

基本概念

进补时节

补品种类

炖煮

吃错补品，怎么办

服用补品也要视个人体质选择且服用适当的量，否则对人体有益的补品，也可能造成不适的情况发生。如果服用补药不当，或超量服用大量补品，可能产生胸闷、腹胀、胃口不好、口干口苦等反应出现，这时就要停止服用，检查所服的补品及剂量是否适合你的体质。

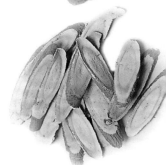

常见的状况

1 本来就有气滞症状的人服用人参、黄芪等大补气药。

由于人参、黄芪的补气功能，会使气滞腹胀更严重，食欲不振。

● 解方
（1）食用白萝卜。
（2）莱菔子（萝卜子）10g、陈皮 6g，煎汤代茶，消食下气。
（3）饮用浓茶也可以消除症状。
（4）平胃散。
（5）藿香正气散。

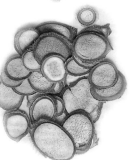

info

如果服用其他补药而有轻微的不适感，也可以用下列方式帮忙将补药的作用降低：1. 多喝水，稀释补药的浓度；2. 多吃寒凉的食物，如西瓜、梨子、青菜沙拉、萝卜汤、冬瓜汤，除去补热的作用。

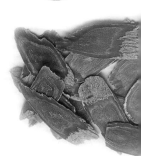

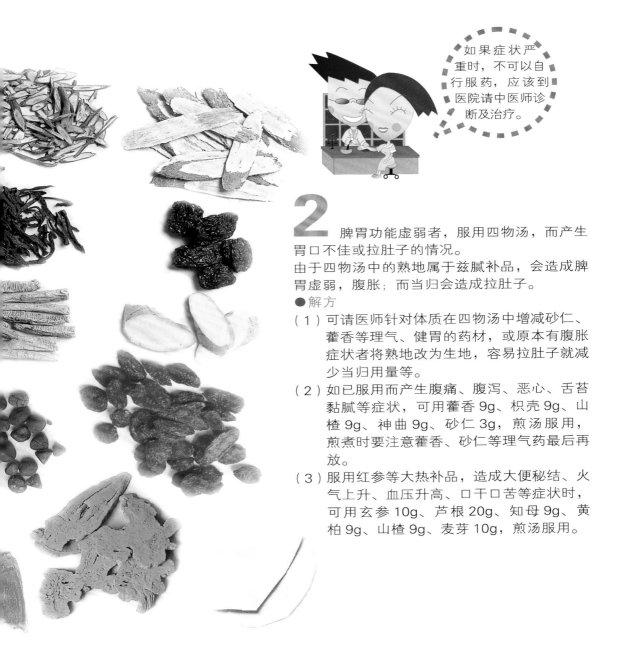

如果症状严重时，不可以自行服药，应该到医院请中医师诊断及治疗。

2 脾胃功能虚弱者，服用四物汤，而产生胃口不佳或拉肚子的情况。

由于四物汤中的熟地属于滋腻补品，会造成脾胃虚弱，腹胀；而当归会造成拉肚子。

● 解方

（1）可请医师针对体质在四物汤中增减砂仁、藿香等理气、健胃的药材，或原本有腹胀症状者将熟地改为生地，容易拉肚子就减少当归用量等。

（2）如已服用而产生腹痛、腹泻、恶心、舌苔黏腻等症状，可用藿香 9g、枳壳 9g、山楂 9g、神曲 9g、砂仁 3g，煎汤服用，煎煮时要注意藿香、砂仁等理气药最后再放。

（3）服用红参等大热补品，造成大便秘结、火气上升、血压升高、口干口苦等症状时，可用玄参 10g、芦根 20g、知母 9g、黄柏 9g、山楂 9g、麦芽 10g，煎汤服用。

治病

除了前面提到的进补之外，

中药还有一种功能就是治病。

你知道中药对哪些病症非常有效吗？

本篇针对中药治病的常见状况，

做深入的解析。

本篇教你

☑ 中药治病的正确观念

☑ 了解中药适用的病症

☑ 认识妇科疾病的治疗法

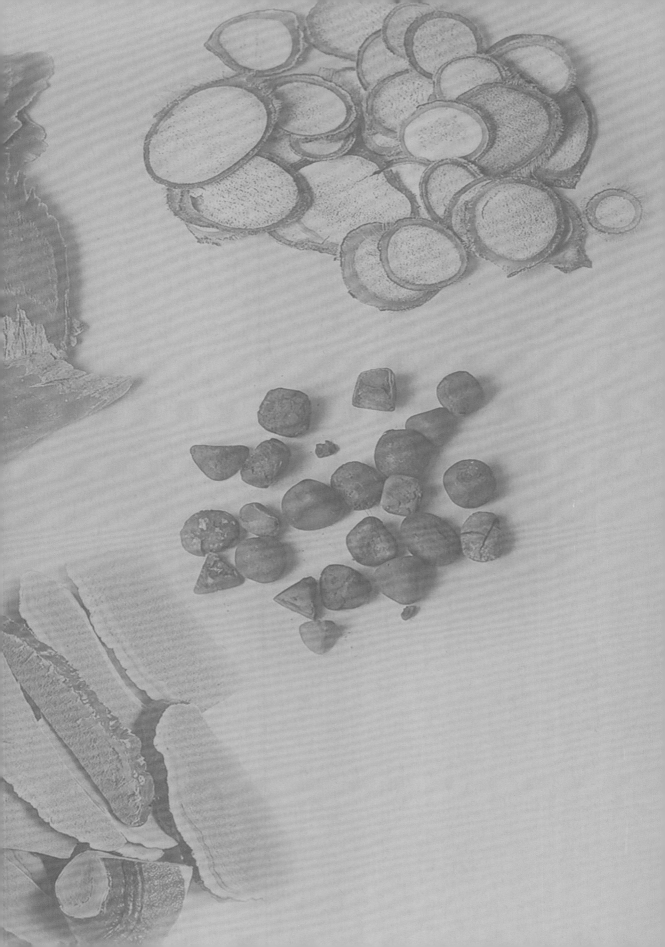

自己买中药治病恰当吗

坊间的中药书籍，教人自我治疗的简单方剂不可胜数，有些是抄自古籍，有些是中医师提供之处方或来源不清楚的小偏方，到底你适不适合自行购买这些方剂做治疗？在自己买中药治病前，先就下列的概念作自我评估，再决定是否要自己治病。

自行买药治病的基本概念

1 "药就是毒"，中药也是药，吃错药也会导致严重后果。

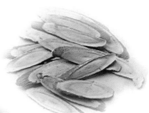

2 中药行老板的建议是根据他们的经验累积判断，他们不负责对你的病情做诊断，诊断最好还是请教中医师。

3 你必须先熟悉中医辨证诊治的过程，才有办法判断自己的病情。以简单的感冒为例，中医感冒分为好几种类型，不论是风寒、风热或暑湿所引起的病症，都必须依症、个人情况来选择处方，这点和西药的症状治疗，如流鼻水就止鼻水、咳嗽就止咳等，有很大的差别。

4 对于所购买药材的药性、是否有毒等要很清楚。如有些方剂含"附子"成分，是种毒性很强的药材，连中医师下药时都会格外谨慎，但坊间中医书中很多含附子的方剂都无特别说明其毒性，如果不清楚药性拿着处方去抓药，没有特别注意其用量，不小心用过头，后果就不堪设想了。

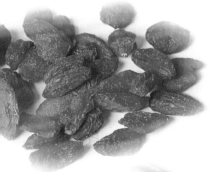

5 即使是相同病症，中医针对每个人不同体质有不同的处方，同样病症，别人有效、没有副作用不代表每个人都有效、都适合体质。

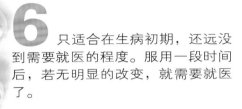

6 只适合在生病初期，还远没到需要就医的程度。服用一段时间后，若无明显的改变，就需要就医了。

7 市面上的中药书有的没有特别说明药材的毒性及可能引发之副作用，参考时要询问过中医师再使用。

faq

Q 自己买中药治病可行吗？

A 我不鼓励一般人自己买中药治病，坊间书籍推荐的方剂，大部分为医师之处方剂，没有经过专业的辩证很难就简单判断该用哪一处方，况且有些药材具有强烈的毒性，吃错药很危险。

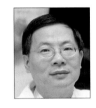

—— 李新立

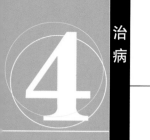
中药适用于哪些疾病

　　尽管中医师谆谆告诫，不要随便买中药吃，但购买者仍趋之若鹜，到底为什么呢？老祖先几千年来所累积的智慧，的确对于某些疾病具特殊疗效，为西医所不及。

中医特具疗效的疾病

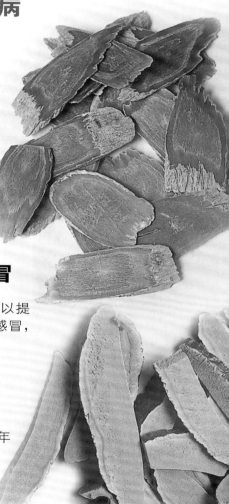

1　改变体质

容易疲劳、经常有气无力，接受检查后却没有任何异常现象，这种半健康状态在中医里称为"未病"。或者有些人属于体质虚弱，动不动就感冒，中药里有很多药材可以改善。

2　流行性感冒及一般感冒

西医对感冒采取对症疗法，而中医却可以提高抵抗力，为整体性的治疗，即使是急性感冒，中医也能发挥快速的疗效。

3　妇科疾病

月经不调、痛经、孕吐、容易流产、更年期障碍等，都可以用中药材来调养。

step-by-step

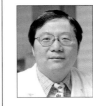

4 治疗酸痛
例如腰酸背痛、肩膀酸痛等。

5 慢性疾病
如习惯性便秘、肝炎、糖尿病、尿酸、高血压等。

6 皮肤疾病
如面疱、湿疹等。

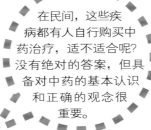

在民间,这些疾病都有人自行购买中药治疗,适不适合呢? 没有绝对的答案,但具备对中药的基本认识和正确的观念很重要。

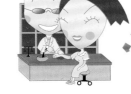

faq

Q 为什么自我治病要先熟悉辨证论治?

A 以中药的理论来说,要先辨证才能选择适当的方药,考虑点很多。就以吃补来说,有些补药因为药性平和,往往就会误认每个人都都可以吃。从中医的角度来看,补要有补的原因,因为虚才要补,但虚又分成很多种虚,阴虚、阳虚、气虚、血虚,或者津夜不足,或者阴精不足的虚。一般的补补并无大碍,只是若要长期服用,还是要将证分辨清楚,尤其像有些实证,也会有疲倦等状况,若误以为是虚证,吃补的话为火上加油,造成问题。现在很多人习惯用西医的思维模式来考虑中医,也就是说给西医看了什么病,就在坊间找针对这个病有效的中药来治疗,这虽方便,但和传统的效果却差距很大。

—— 游智胜

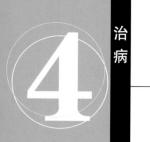

妇科疾病如何治疗

　　月经不调常见的症状为月经提前或延后以及痛经，一般来讲，提前为热证，延后为寒证所引起，痛经为气滞血瘀证。中医依照症状又分为气虚、血热（又分虚热、实热）、血寒、血虚、气滞等，分别有不同的治疗方式。

常见的妇科病症处方

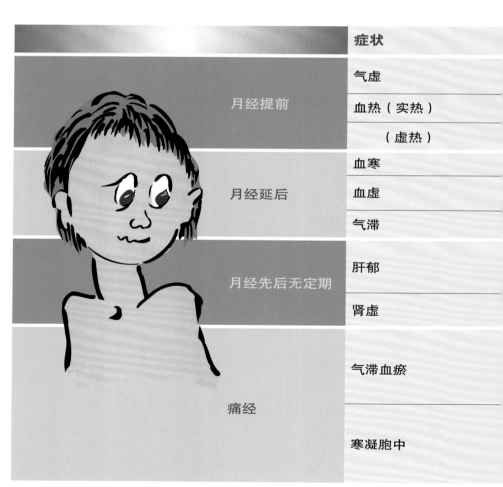

	症状
月经提前	气虚
	血热（实热）
	（虚热）
月经延后	血寒
	血虚
	气滞
月经先后无定期	肝郁
	肾虚
痛经	气滞血瘀
	寒凝胞中

info

在妇科病症的方剂里中，医师比较常用的有补中益气汤、归脾汤、加味逍遥散、温经汤、乌药汤、逍遥散、膈下逐瘀汤、桃红四物汤等。有些方剂中所含药材，如桃红四物汤里的桃仁、红花为破血化瘀药，不当使用会造成较严重的副作用，须经过专业的辨证才能正确判断。比较安全的方剂为逍遥散、加味逍遥散、归脾汤、补中益气汤等，吃错药的副作用较轻微，可能会口干舌燥，不会有太大的影响。

症状	常见的方剂
经量增多、疲倦、食欲减退、面色苍白	补中益气汤、归脾汤
经量多有血块、心胸烦闷、易怒	清经散、加味逍遥散
虚痨骨蒸	两地汤、知柏地黄丸
畏寒、腹痛、经量少、色暗有血块	温经汤
头昏眼花、心悸失眠、面色苍白、经量少	大补元煎
胸或两胁、乳房胀痛，经量少	乌药汤
月经周期不定，经行不畅，胸胁、乳房、少腹胀痛	逍遥散
经量少、腰酸痛、头晕耳鸣	六味地黄丸、固阴煎
经前1～2日或经期小腹胀痛，或伴随胸胁、乳房胀痛，经行不畅，血块排出则腹痛减轻	膈下逐瘀汤、桃红四物汤
经前、经期、经后小腹冷痛，热敷则疼痛减轻，腰腿酸痛，畏寒怕冷	温经汤加味

最安全的方式为，如果你要自己看书买中药治病，最好请教过中医师后再前往购买。

药膳

中药常用的功能就是药膳料理，
接下来本篇针对药膳的作用，
做详尽的介绍。
你可以根据本篇的介绍，
灵活运用中药材进行药膳料理。

本篇教你

☑ 药膳的正确观念

☑ 选择药膳的药材

☑ 聪明调配药膳料理

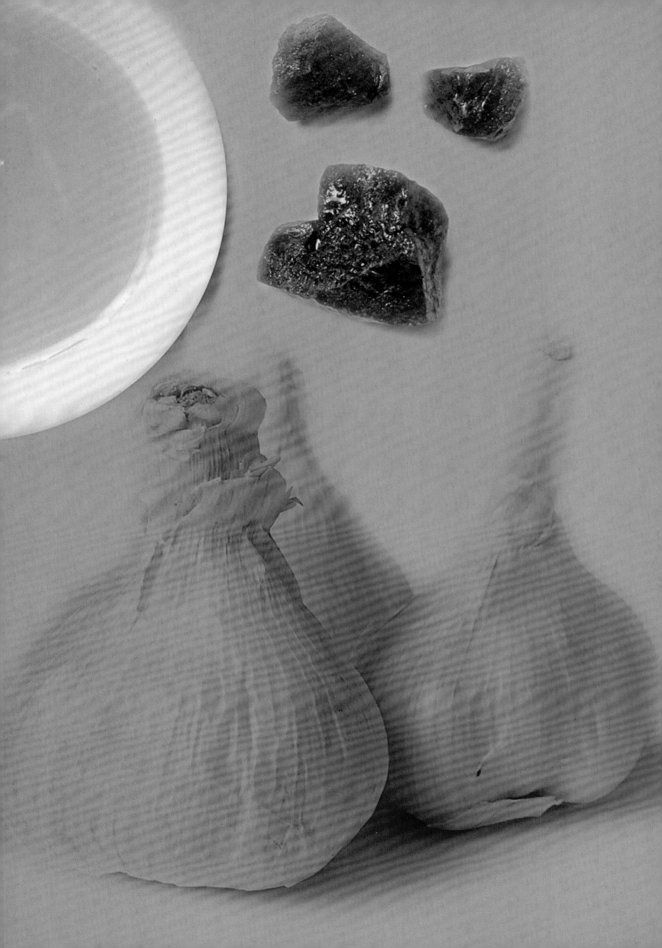

药膳是药吗

药膳是运用中医理论基础，结合现代营养学知识，按照个人需求，用食物和药材调制而成的美味料理，利用饮食达到保健治疗效果。常见的如枸杞馒头、山药馒头，都算药膳料理的一种。药膳的种类很多，可以做成菜肴、主食（粥、饭、糕饼、包子、馒头等）、药酒、药茶、药糖、药果等。

认识药膳

1 药膳的种类

1. 菜肴类：如荷叶粉蒸肉、猪肺川贝蛋。
2. 药饭类：食物和药物一起制成饭、糕、饼、包子、馒头等主食或点心，如山药馒头、茯苓糕。
3. 药粥类：如菊花粥、海参粥。
4. 药酒类：如参茸酒、乌梅酒。
5. 药茶类：如酸梅汤、桂圆红枣茶。
6. 药糖、药果：如枇杷糖、八仙果。

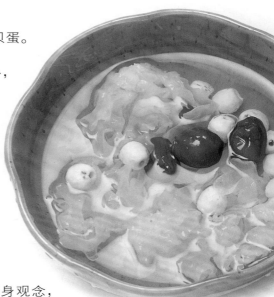

2 药膳具有养生作用

"药食同源"是传统中医特有的养身观念，也就是用日常食物调和体质，以增强免疫力，预防疾病的发生。"药膳"在食物中加入补益的中药，兼顾饮食美味与强身的功能。滋养身体，补气血，调和阴阳，调整内在平衡，进而增强抗疾病能力，具有直接或间接治疗疾病的作用。古代养生医学家就主张，治病时应先用食疗，食疗不愈，然后用药。

3 中医自古就有药膳

药膳一点也不复杂，你日常生活所吃的食物，在《本草纲目》中也有记载，平常食物的吃法也应用药膳的道理。我们常吃的食物有些药书中也有记载，例如绿豆，《本草备要》记载："甘寒，行十二经，清热解毒"，也就是说，绿豆性寒，所以能清热，甘是它的味道，古代的甘即接近现代的甜。夏天时，来一碗清凉的绿豆汤，不仅能消暑退火，还可以解毒，是众人皆知的药膳常识。常吃的醋，在《本草备要》记载着："酸温，散瘀解毒，下气消食，开胃气。"性温的食物可以补寒凉，酸性食物则有收敛作用，将胃里的食物敛缩就是帮助消化之意。

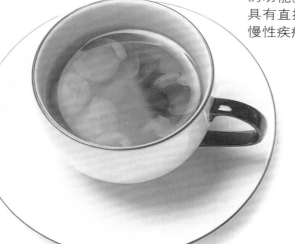

4 药膳有治疗作用

药膳不仅具有补益作用，也可以发挥治疗疾病的功能。一般的进补也算是药膳的一种，药膳具有直接或间接治疗疾病的功能，常用来预防慢性疾病的发生。

药膳通常可以长期服用，很少有副作用，但也如同吃东西要均衡的道理一样，要注意各种性味调和，不可偏食。

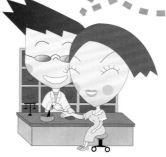

基本概念

药膳素材

调理方法

5 药膳不是都可以长期服用的

适合常食的药膳以保健强身、口味较清淡者为佳。而不适合常食的药膳包括：（1）治感冒一类的；（2）具壮阳强健作用的。前者多具发散作用，热散后若再多服，容易导致虚弱，后者大都大热而味厚，多吃会热极化火，反而对身体不好。

6 药膳不一定要有特定的配方

人参、当归、黄芪、红枣、枸杞子、杜仲等，是最常被应用于平常的药膳进补，这些药材味道甘美，可酌量每一种放一点，加入肉类（鸡、鸭、煮、羊肉）炖煮，就可以成为一道好吃的药膳。也可以分别加入菜肴中料理，如煮汤时加一点枸杞子、黄芪或红枣，味道甘甜可口；炒菜时加一点枸杞子，可以增加菜的甜度；炖汤时加一片当归，可以充满药膳的芬芳。这些常用来作为料理的药膳，通常味道较可口，药性也比较温和，通常没有用错药的疑虑。只要掌握几项原则，就可以让家中的料理增添许多有益身心的新口味。

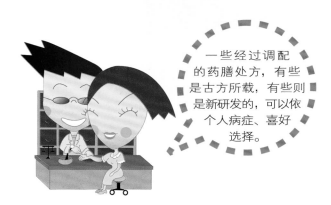

一些经过调配的药膳处方，有些是古方所载，有些则是新研发的，可以依个人病症、喜好选择。

药膳能治病吗 step-by-step

药膳较多应用于中医扶正固本方面，也就是增加身体的免疫功能，预防疾病的发生，常用于预防感冒、慢性气管炎、冠心病、高血压、低血压、慢性胃炎、糖尿病及肥胖、肿瘤等现代文明病。根据历代食疗的经验，药膳治疗疾病的方法可分为8种，分别为汗法、下法、温法、消食法、补法、理气法、去湿法、清法等8法，这8法涵盖了一般常见的病症。

药膳治病八法

1 汗法

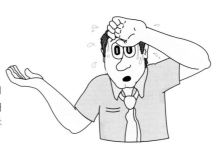

也就是解表法，主要适用于受外邪（即外界的发病因子）侵犯身体所显现的病症，例如恶寒（怕冷）、发热、头痛、头部僵硬、肢体疼痛、拼命流汗或无法流汗等症状，常见的病症为感冒。

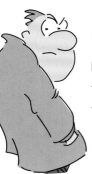

2 下法

下法指的是帮助排便，以排除肠内积滞的食物，改善实热症状，一般多用润下法，又可细分为血虚润下和阴虚润下两种方法：
（1）血虚润下：一般大便艰难的症状，通常为血虚引起内热、肠燥等症。
（2）阴虚润下：老人体虚而引起大便艰难的症状，为阴虚。

info

中医将感冒分为表寒和表热两型：
1. 表寒型感冒：发热、头痛、体痛、无汗、畏寒重、食欲不振或有恶心等症状。
2. 表热型感冒：身热、头痛、畏寒轻、有汗、口渴、咽喉疼痛、眼睛红等症状。

3 温法

中医有所谓的"里寒"，又分为两种情况：（1）
虚寒：即阳虚症，属慢性疾病，全身机能减退、
代谢能力衰退的状态，有手脚冰冷、畏寒、
脸色苍白、不容易口渴、喜爱热食、尿量多、
大便溏稀等症状；（2）实寒：身处寒冷环境
或食用生品或冰冷食物而引起呕吐、反胃、
下痢、腹痛等肠胃机能障碍。祛寒药主要用
于里寒证上，而温法是祛寒的方法，适用于
脾胃虚寒症，即肢体倦怠、饮食不振、腹痛
吐泻、四肢冰冷等症。

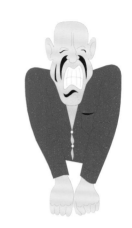

4 消食法

消除食滞的方法，适用于饮食太过，以致脾胃失运、消
化不良引起胃酸、胀气等症。消食药主要是促进胃液分
泌、胃肠蠕动以及食
物的消化。

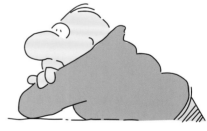

5 补法

增强体质、改善体质虚
弱的一种方法，适用于
虚症。

6 理气法

根据中医概念，气与血停滞不通时，便会引起疼痛。以
现代医学观点来看，"气"即指体内各系统器官的生理
功能，"气滞"即生理功能发生障碍，常见的气滞有：
脾胃气滞、肝郁气滞及肺气壅滞。理气药即针对气滞的
症状，分为行气法和降气法：
（1）行气法：用于胸腹胀满、不思饮食等症状。
（2）降气法：用于因气逆而产生的呕吐、喘息等症状。

7 祛湿法

湿邪侵入人体，中医认为为疾病的一种，分为外湿和内湿两种。外湿多因为久居潮湿之处，或淋雨涉水，以致体表受湿邪，而有忽寒忽热、头痛头重、肢体疼痛、身体沉重或浮肿等现象。内湿多因长期饮酒或过食生冷，而导致腹痛、食不消化、拉肚子、水肿等症状。

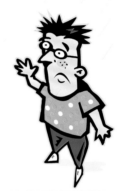

Info

中医里因湿而引起的疾病有水肿、痰饮（体内水液运化失常，停积于某些部位的病症，如感冒时的痰就是一种），或因湿与热结合引起的湿热症，如湿疹、尿道感染症等。

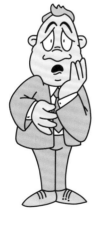

8 清热法

中医的热证有两种，一种是发热，即发烧、体温上升的热症；另一种没有发热，体温没有上升，但有口干、脸部发红、双目充血、烦躁、大便硬实、尿浓、舌头发红等热象，是另一种热证。而清热法是消除热证，发挥凉血、清脏腑热、清虚热等功效。

如何选择药膳药材

基本概念

药膳素材

调理方法

选择药膳药材时，要先认识药材的药性、功效、有无毒性以及使用上的注意事项。以下就针对常见的药膳用药材，加以说明。

常用于药膳药材

1 汗法 ➡ 解表药

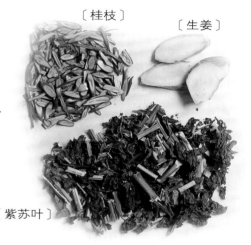

〔桂枝〕　〔生姜〕

■表寒型用药
（1）紫苏叶：性温，味辛，发汗解热、利尿、健胃、祛痰、解鱼蟹毒。
（2）生姜：性微温，味辛，发汗、健胃。
（3）桂枝：性温，味辛甘，解热、镇痛、健胃、抗菌。

〔紫苏叶〕

■表热型用药
（1）桑叶：性寒，味苦，治劳热咳嗽、高血压。
（2）柴胡：性微寒，味苦，解热抗疟。
（3）豆豉：性寒，味苦，治轻度发烧、无汗之感冒初起症状，除烦、健胃、帮助消化。
（4）薄荷：性凉，味辛，消炎、镇痛、健胃、整肠、抗菌。
（5）荷花：性微寒，味甘苦，疏散风热、明目、清热解毒、降血压。

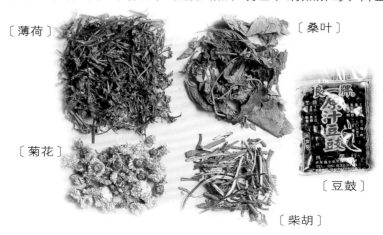

〔薄荷〕　〔桑叶〕

〔菊花〕

〔豆豉〕

〔柴胡〕

2 下法 → 泻下药

(1)蜂蜜：性平，味甘，补充营养，增加
食物口感，具润滑作用。

(2)芦荟：性寒，味苦，清热凉肝，具强
烈的泻下作用，月经期间、孕
妇及有肠胃疾病者不适用。

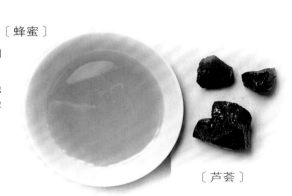

〔蜂蜜〕

〔芦荟〕

3 温法 →

(1)肉桂皮、肉桂枝：性大热，味辛甘，促进循环、温中补阳、散寒止痛、健胃。桂
枝为肉桂的枝干。肉桂则使用树皮部分，两种药材的药效相当，
只是桂枝偏重于温经通络，肉桂则温肾祛寒效果较强。

(2)丁香：性温，味辛，健胃整肠、抗菌，
治呃逆、吐泻、心腹冷痛。

(3)胡椒：性热，味辛，温胃散寒、健
胃（少量可增进食欲，大量会
刺激胃黏膜，引起充血性发
炎）。

(4)小茴香：性温，味辛，健胃、理气
镇痛，为祛风及催乳剂。

(5)八角茴香：也可称为大茴香，性温，
味辛甘，治寒疝、胸腹
冷痛。

(6)花椒：性温，味辛，治脘腹冷痛、吐
泻及驱蛔虫。

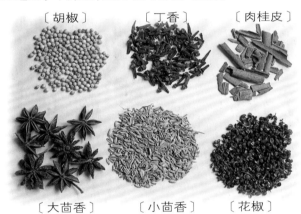

〔胡椒〕 〔丁香〕 〔肉桂皮〕

〔大茴香〕 〔小茴香〕 〔花椒〕

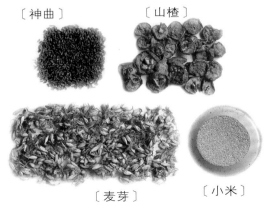

〔神曲〕 〔山楂〕

〔麦芽〕 〔小米〕

4 消食法 → 消化药

(1)山楂：性温，味酸甘咸，祛瘀行滞，治饮
食积滞。

(2)麦芽：性温，味咸，治食积、脘腹胀满、
食欲不佳。

(3)神曲：性温，味辛甘，消食行气、健脾止泻。

(4)小米：性微寒，味咸，治食积腹满、不思
饮食。

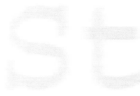

5 补法 ➡ 补气药、补血药、补阴药、补阳药

● 补气药

（1）人参：性温，味甘、微苦，大补元气、安神益智、健脾益气、生津。

（2）党参：性平，味甘，补中益气、健胃、祛痰镇咳。

（3）黄芪：性温，味甘，补气升阳、利尿，具滋补强壮作用。

（4）白术：性微温，味甘苦，补脾益气、燥湿利水。

（5）山药：性平，味甘，补脾胃、益肺肾，具滋养、止泻、祛痰作用。

（6）甘草：性平，味甘，补脾益气、清热解毒、润肺止咳。

（7）麦芽糖：性温，味甘，为滋养缓和剂。

（8）银耳（白木耳）：性平，味甘，滋阴、润肺、强壮。

（9）沙参：性温，味甘，补脾胃、补充营养、安神、缓和药性。

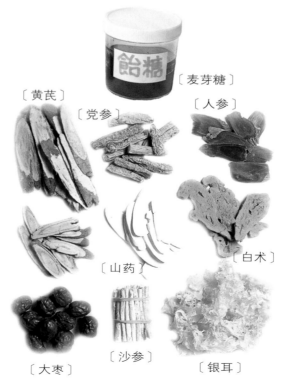

〔黄芪〕
〔党参〕
〔麦芽糖〕 飴糖
〔人参〕
〔山药〕
〔白术〕
〔大枣〕
〔沙参〕
〔银耳〕

warning

补气药不可以与消化药、理气药同时使用，如大补元气的人参加上助消化的山楂之后，效果会相互抵销，使补气药失去作用。同样的，如果服用人参会产生腹胀的情形，则可以酌量加入理气药或消化药，减少服用人参后的不适感。

● 补血药

理血药分为止血、活血、补血 3 种；止血药如艾灸、藕节等，活血药常用的有川芎、丹参、红花等。以下为常见的补血药材：

（1）熟地黄：性微温，味甘，滋阴、补血。

（2）何首乌：性温，味苦甘涩，滋阴、强壮、益精补血。

（3）当归：性温，味甘辛，补血、行血、润肠、调经。

（4）白勺：性微寒，味酸苦，补血、缓急止痛。

（5）枸杞：性平，味甘，补肝肾、生精血、明目。

（6）龙眼肉：性温，味甘，补心安神、补脾养血，具镇静、健胃、滋养的作用。

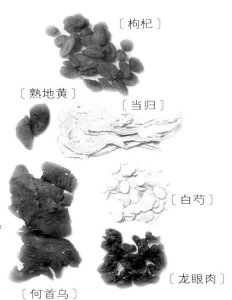

〔枸杞〕
〔熟地黄〕
〔当归〕
〔白芍〕
〔龙眼肉〕
〔何首乌〕

补血药的作用是可以刺激造血器官，促进造血机能。

● 补阴药

常见的术语有补阴、养阴、滋阴、滋肾等，其意皆相同。主要的药材有：

（1）沙参：性微寒，味甘苦，养阴清肺、清虚热、润燥止咳。

（2）西洋参：性微凉，味甘苦，养阴、清热、生津。

（3）天门冬：性大寒，味甘苦，主治阴虚火旺，尤其是虚热的咳嗽。

（4）麦门冬：性微寒，味甘、微苦，润燥生津、化痰止渴。

（5）百合：性微寒，味甘苦，润肺止咳、宁心安神。

（6）黑豆：性平，味甘，补虚养血。

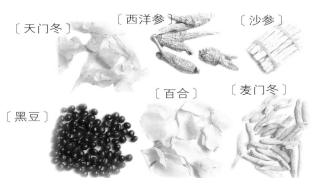

〔天门冬〕 〔西洋参〕 〔沙参〕
〔百合〕 〔麦门冬〕
〔黑豆〕

● 补阳药

（1）鹿茸：性温，味甘咸，温肾补阳、强筋骨、健胃、生精补血。

（2）冬虫夏草：性温，味甘，补肺肾、止喘咳。

（3）杜仲：性温，味甘、微辛，补肝肾、强筋骨，尤其是用于肾阳虚引起之腰痛。

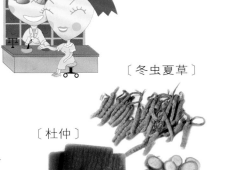

〔冬虫夏草〕
〔杜仲〕
〔鹿茸〕

6 理气法 → 理气药

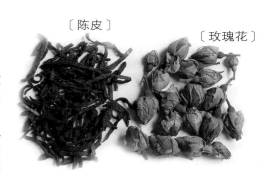

〔陈皮〕　　〔玫瑰花〕

（1）玫瑰花：性温，味甘、微苦，收敛止泻，治疗肝气郁结引起的疼痛。

（2）陈皮：性温，味甘、微苦，理气健脾、燥湿化痰，治心腹胀满疼痛、食欲不振、呕吐、腹泻等症。

7 祛湿法 → 利尿逐水药

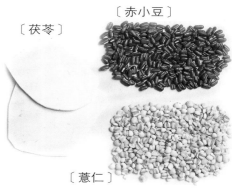

〔赤小豆〕　〔茯苓〕

〔薏仁〕

（1）茯苓：性平，味甘，利尿、滋养、健脾胃、宁心安神。

（2）赤小豆：性平，味甘酸，清热利水、散血消肿，有利尿、解毒、消炎等作用。

（3）薏苡仁（薏仁）：性微寒，味甘淡，利水、清热、健脾止泻、对风湿引起之肌肉疾病有疗效。

8 祛湿法 → 利尿逐水

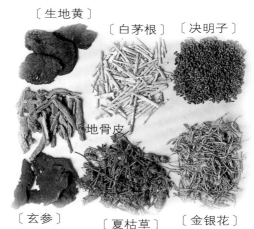

〔生地黄〕　〔白茅根〕　〔决明子〕

〔地骨皮〕

〔玄参〕　〔夏枯草〕　〔金银花〕

● 清热药

（1）玄参：性寒，味苦咸，滋阴清热、泻火解毒、消炎，治咽喉诸症。

（2）夏枯草：性寒，味苦辛，利尿降压。

（3）金银花：性寒，味甘，消炎抗菌，清热解毒，治感冒初起症。

（4）地骨皮：性寒，味甘苦淡，为枸杞的根皮，为退热剂，可清热凉血，治血热引起之吐血、流鼻血等症。

（5）白茅根：性寒味甘，治内热烦渴、小便不利、小儿过热流鼻血、呃逆。

（6）决明子：性微寒，味甘苦咸，清肝明目、祛风热、通便。

（7）生地黄：性寒，味甘苦，清热凉血、生津。

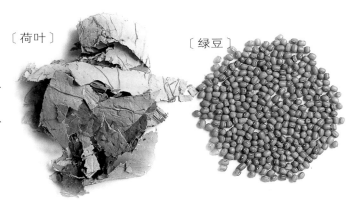

〔荷叶〕　　〔绿豆〕

● 祛暑药

（1）绿豆：性寒，味甘，清热解毒、消暑解渴。

（2）荷叶：性平，味甘，清热解暑、祛瘀止血。

9 其他常见药材

（1）莲子：性平，味甘涩，清心益肾、健脾止泻、益肾固精。

（2）五味子：性温，味酸咸，敛肺滋肾、生津敛汗、涩精止泻。

（3）芡实：性平，味辛，补肾固精、祛湿止泻、健脾止泻。

（4）肉豆蔻：性温，味辛，涩肠止泻、温中行气、健胃、排气。

（5）银杏（白果）：性平，味甘苦，有小毒，敛肺益气、止咳平喘。

（6）杏仁：性温，味苦，有小毒，润肺止咳、润肠通便。但由于杏仁有小毒，不可一次大量服用或长期食用。

（7）乌梅：性温，味酸涩，镇咳、祛痰、镇呕、解热、消炎、止泻、驱蛔虫。

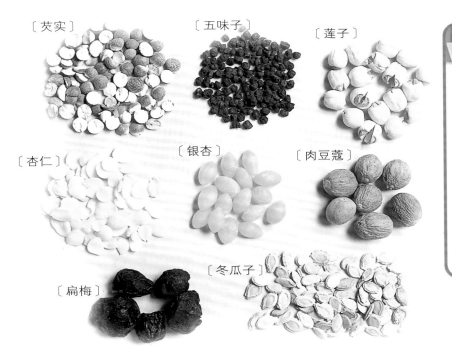

〔芡实〕　〔五味子〕　〔莲子〕

〔杏仁〕　〔银杏〕　〔肉豆蔻〕

〔扁梅〕　〔冬瓜子〕

warning

喜宴中常会出现以白果入菜之汤汁，美味可口，但其具有小毒，不可一次食用过量或长期食用，尤其是幼儿不可大量食用，极容易引起中毒。

药膳需要哪些调味料

古人说"药食同源"，不仅日常生活的食物，甚至连烹饪使用的调味料，以中医的观点而言也是具有疗效的，尤其是调味料通常具有酸、甜、苦、辣等极刺激的口味，在中医论里，这些不同的味道，会对人体的脏腑产生不同的作用。

药膳的基本调味料

1 白砂糖

性平，味甘，润肺生津，补益脾胃。但是，肥胖及痰湿者不宜多食。

2 赤砂糖（红糖）

性温，味甘，温中暖肝，和血化瘀。此外，赤砂糖为月经不调及产妇的最佳营养品。

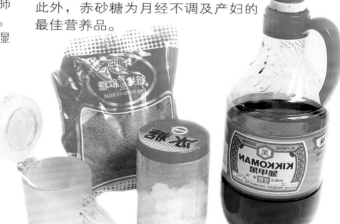

3 冰糖

性平，味甘，补中益气，和胃润肺。中医认为，糖类中冰糖最滋补，在制作药膳时，以冰糖为佳。

4 食盐

性寒，味咸，消火、凉血、解毒。但肾病水肿的人不适合食用。

5 酱油

性寒，味咸，清热除烦、解毒。

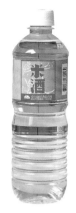

6 酒

性辛温，味甘苦，温阳散寒祛风、活血舒筋通络、利脉止痛、宣行药势。但是，阴虚内热、失血及湿热的人应慎用。

7 花椒

性温，味辛，温中散寒、除湿止痛、杀虫，解鱼腥毒。

8 胡椒

性热，味辛，温中下气、消痰解毒、和胃止呕。胡椒又有黑、白之分，黑胡椒是未成熟的果实，白胡椒味道较烈，药用以白者为佳，阴虚火旺的人不适合吃。

9 八角茴香（大茴香）

性温，味甘辛，温阳散寒、理气止痛。茴香分大茴香和小茴香两种，性味和功效基本相同，而大茴香多用于调味，以形体大、色红、油多、浓香者为佳，阴虚火旺的人应该慎食。

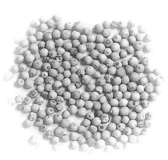

〔胡椒〕

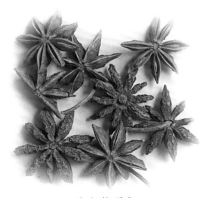

〔大茴香〕

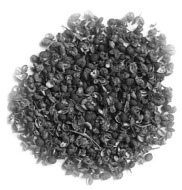

〔花椒〕

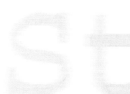

5

药
膳

基本概念

药膳素材

调理方法

10 醋

性温，味酸甜，开胃助消化、活血化瘀、消食化积、消肿软坚。但是，食醋过多会损人骨，胃酸过多的人慎食。

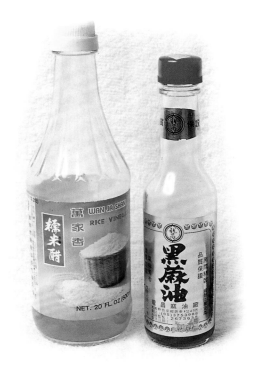

11 麻油

性凉，味甘，润肠通便、解毒生肌。麻油香味浓，常用于调味，但不宜久煮。麻油还具有强力的润肠通便作用，脾虚便溏的人不适合食用。

12 花生油

性平，味甘，补中气、润肺燥、润肠下积。

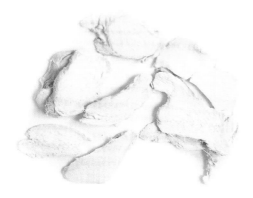

13 生姜

性温，味辛，发表、散寒、止呕、化痰、开胃。做菜常用嫩姜，入药常用老姜。中医称生姜为止呕圣药。

14 大蒜

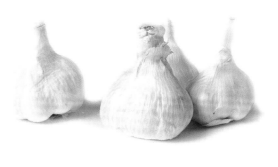

性温，味辛，温脾胃、行滞气、消积化痰、解毒杀虫。大蒜中的有效成份过热会失去作用，食疗以生食为佳，有阴虚火旺、体热的人应该慎食。

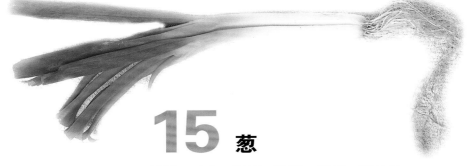

15 葱

性温，味辛，解表、通肠、解毒。葱的叶、茎、汁、根须、子、花均可入药，但阴虚内热、眼睛红且经常眼糊的人慎食。

5

药膳如何搭配调理

药膳料理中最有趣的就是自己调配药材，你可以根据前章所列出的几种常见的补品，依照其药材组成略作增减。如果你对几种常用的药材有一定熟悉度时，还可以根据症状选择药材调配。

烹煮药膳的原则

1 了解食物及药材的性味。

2 了解自己的体质。

3 根据需要选择合乎口味的食谱，或自行调配食谱，但必须注意药材的配伍原则。

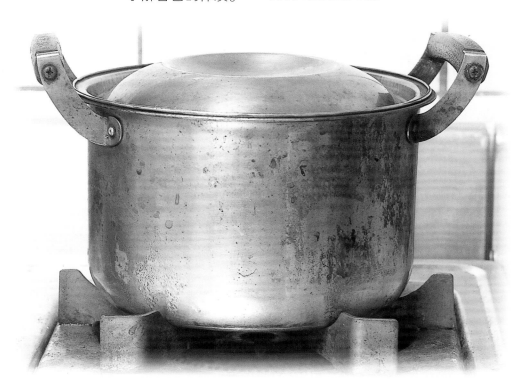

4

掌握烹调的方式及时间：制作药膳的烹调方法有几十种，要考虑药材本身的药性选择方式及时间，如温肾壮阳的滋补药膳，如果烹调的火太大或时间太久，会破坏其主要成分而降低药效。

5

滋补药膳应避免使用烤、炸、煎等容易改变食物性质的烹调方法，因为通常需要服用滋补药膳的人，其体力较弱，脾胃消化功能相对较弱，经过烤、炸、煎的食物较滋腻，不易消化，而且火力大的烹饪方式也容易破坏食物的性质而降低药效。

warning

坊间有许多药膳书可供参考，但在使用前，须了解所使用药材的性味、有无毒性、使用禁忌等再选用，因为市面上的药膳书良莠不齐，许多有毒性的药材并没有标示出来。建议初次煮药膳的你，选择无毒、常用且性平或温、凉的药材使用，性大寒、大热的药材，通常作用也比较强，比较不适合平时无病的膳食调补。如果一定要使用，也要适当减少药量。

info

在药膳调理中，如需要补气时，可酌量加些人参、黄芪、大枣等煮水当茶饮；如需要补血，则由桂圆肉、红枣，再加些红糖所组成的桂圆红枣茶，也是很好的选择。

辨识药材的好坏

了解了中药的功能后，接下来，在你购买中药时常会发现，同一种中药在不同地方买到的颜色、大小甚至形状会有些微差距，这些药的疗效相同吗？很多人有这样的疑问。本篇列举基本常用的药材，针对市场上常见不同的品种做分析。

本篇教你

☑ 挑选药材的方法

☑ 熟悉药材的特性

☑ 分辨药材的疗效

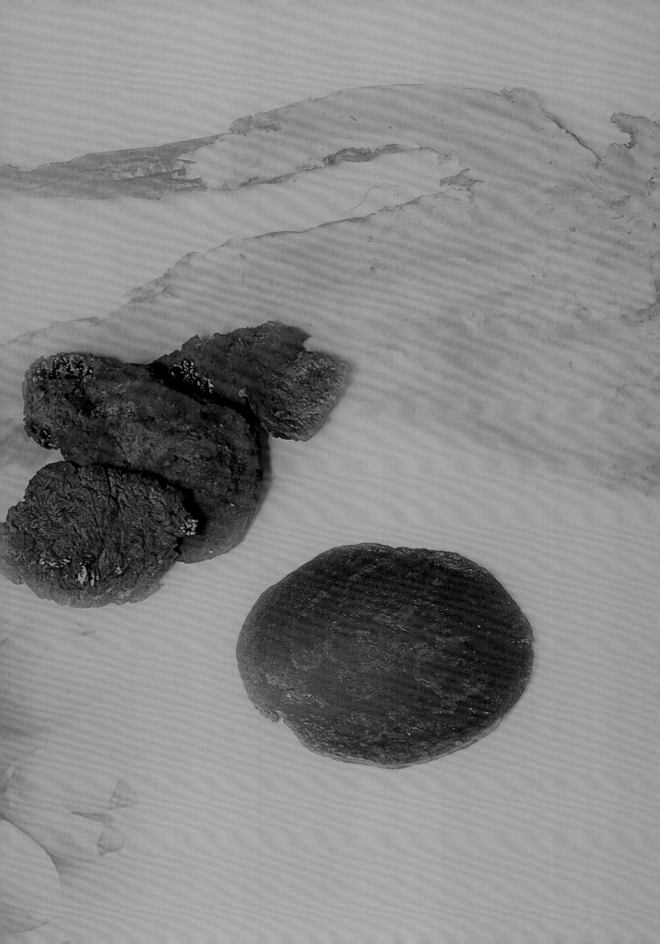

挑选法

四物汤

四君子汤

十全大补汤

四神汤

其他药材

如何挑选药材

选择药材最重要的是判断真伪，其次才是评断品质的优劣。一些贵重药材中，还会发现有假冒或掺伪的情况发生。所以，在选择时，你应该从下列几方面来仔细观察。

挑选药材的方法

1 从形状来看

一种药材的外部特征，通常是固定的，如圆柱形、纺锤形等。有些叶、花类或果实、种子类药材需要用热水浸泡一下，以方便展开或剥开观察。

2 从大小来看

药材的长短、粗细、厚薄，一般有一定的幅度。

3 从表面来看

表面光滑或粗糙，有无皮孔、皱纹、鳞片、毛等特征。

4 从颜色来看

药材的色泽一般是固定的，如玄参要黑、茜草要红、黄连要黄等。观察时，不要在有颜色的光源下进行，会影响判断。

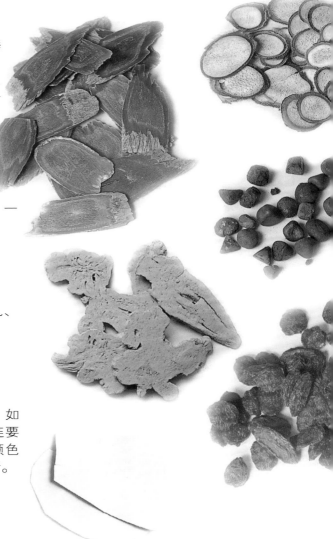

5 从质地来看

软或硬，坚韧与否，是疏松、黏性还是粉性等特征。

6 从断面来看

观察折断时断面的现象，像杜仲折断时有胶丝；也可从药材横切面的特征来观察，如甘草有菊花心纹路。

7 从气味来看

有的药材有特殊的香味或臭味，可拿起来闻一闻，如大黄、薄荷；有的药材的味道需通过品尝才能评断其品质，如甘草、肉桂、山楂等。

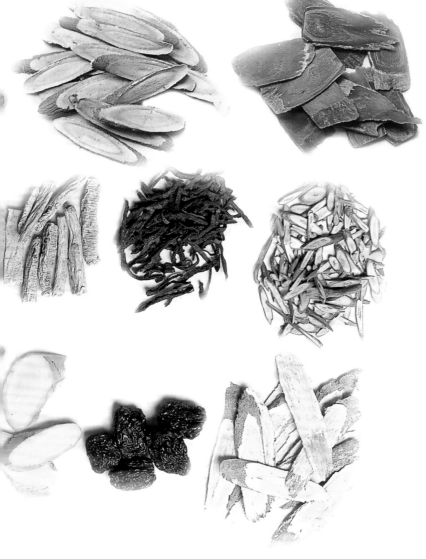

warning

尝药时，只限于所熟悉的药材，有些药材具有剧毒，对药材不熟悉的人不可随意品尝。

挑选法

四物汤

四君子汤

十全大补汤

四神汤

其他药材

四物汤

　　四物汤是调经、补血的基本处方，血虚体质的女性，在经期将结束时服用四物汤，可以促进子宫收缩，将经血排净。此外，四物汤还有活血、行血的功能，只要是贫血、体力衰弱的人都可服用，男女不拘。

当　归

● 特性

（1）性温，味甘涩，为补血良药、调经要品，有补血调经、活血止痛、润肠通便等功效。

（2）一般常见当归的种类有"川当归"及"和当归"。

（3）市面上分三类贩卖，即全归、归头、归尾；传统经验认为，归头主补血，归尾偏活血，全归和血（补血活血），通常市面上常见的是已切片的全归。一般跌打损伤瘀血所造成的肿胀或疼痛都使用归尾来治疗。

● 药理研究

（1）当归之芳香成分为精油，具有镇静、镇痛、松弛子宫作用。

（2）含有维生素 B 族物质，对贫血有疗效也有防止流产的效果。

（3）对子宫有双向作用，也就是说当归的水溶性成分可收缩、兴奋子宫，而精油可松弛子宫。要注意的是，当归煮久，精油容易散去，因此需要松弛子宫时，当归应该后下，不要煮得太久。

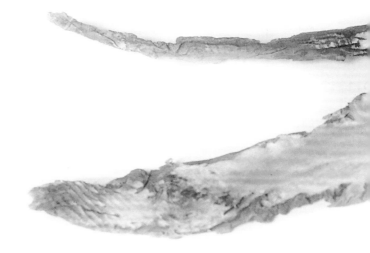

川当归

1. 市面上所贩售的都是已切成片的。
2. 注意看形状是否完整，选择带头、带身、带尾者为佳。若有按痕则不要选用，因为有的厂商会将小片当归压接成一大片。
3. 当归不是越白越好，而是它的油脂含量越多越好。
4. 通常断面呈黄白色、气味浓厚者为佳，断面干枯、无油、呈绿褐色者较差。
5. 纯正的当归味道应该是味微甘，稍苦辛，闻起来并无掺杂其他味道。由于当归易坏，有些厂商会添加其他防腐成分，所以选购时要谨慎。

和当归

在有的风景区及日本常可见到，与川当归相似，归头、归身较小，归尾须根较多，但在中国并不入药用。

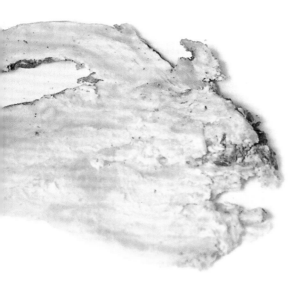

faq

Q 什么是马尾归？

A 属于当归里面较好的品种，其差异主要在于产地，最好的马尾归一般产于陕西，其形状尾巴像马尾。

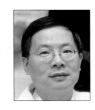

—— 李新立

挑选法

四物汤

四君子汤

十全大补汤

四神汤

其他药材

川 芎

● 特性

（1）性温，味辛，善于祛风止痛，为治头痛主要的药材，可活血行气，可治疗气滞血瘀所起的各种病症。

（2）市售川芎多为切片后的形态。

● 药理研究

（1）含有维生素 B 族，对小肠和子宫有止痉效果，其精油对大脑活动有抑制作用，可镇痛、降血压及促使冠状动脉扩张。古人治头痛必使用川芎。

（2）兴奋子宫，抗维生素 E 缺乏症。

（3）具抗菌作用。

● 选择方法

（1）拿起来闻一闻，川芎有特殊的苦辛味，味浓为佳。

（2）尝尝看，会稍有麻舌感。

（3）断面可呈黄白或灰黄色，有波状或不规则环纹，断面散在黄棕色油点。以断面呈黄白色、具油性、香气浓郁者为佳。

warning

川芎辛温发散，若用之太过，可能造成真气走泄。阴虚气弱、劳热多汗及气逆呕吐、肝阳头痛、妇女月经过多者慎用。

地 黄

●特性

地黄又分生地黄与熟地黄。熟地黄是唐代以后才开始使用的药材，与生地黄的植物来源不同，但炮制法不同，用法也不同。

●选择方法

（1）生地黄和熟地黄都呈黑色，切片呈圆形。

（2）要区分生地黄和熟地黄，可于光线下查看，有光泽、摸起来黏黏的为熟地黄；没有光泽又不黏的为生地黄。

（3）熟地黄以肥大、质重、断面乌黑油润者为佳。

●药理研究

（1）含有糖分、铁分，具有血液凝固的促进作用，因而有止血功效。

（2）具有强心作用，也可以促使血糖下降。

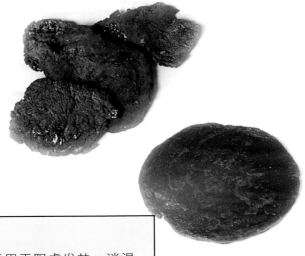

生地黄 VS. 熟地黄

生地黄

1. 味苦甘，性寒，用于清热，适用于阴虚发热、消渴、吐血、尿血、崩漏、月经不调、阴虚便秘等症。
2. 呈黑色，切片呈圆形。
3. 较无光泽，不黏。

熟地黄

1. 性温，用于滋补，适用于各种贫血、月经不调、膝腰酸痛、遗精、盗汗以及头痛、心悸、肺结核、失眠等症。
2. 呈不规则的圆形，紫黑色，断面平坦，质柔软，不易折断，油润具黏性，气微香。
3. 有光泽，摸起来黏黏的。

挑选法

四物汤

四君子汤

十全大补汤

四神汤

其他药材

芍 药

● 特性

一般市面上的芍药可分为白芍药与赤芍。
白芍为利尿剂，赤芍为祛瘀血剂。

白芍 VS. 赤芍

白芍

1. 养血剂。
2. 味苦酸，性微寒，养血平肝，有敛阴作用，凡血虚所致月经不调、经痛，气虚自汗或阴虚盗汗，肝火上升所引起的头痛、眩晕等，均可使用。市售白芍为切片后的形态。
3. 补血、养阴、调经处方多用白芍。

赤芍

1. 祛瘀血剂。
2. 颜色较白芍黄。
3. 凉血活血，散瘀消肿。
4. 清热及活血祛瘀多用赤芍。

● 药理研究

（1）动物实验结果表明，白芍对胃、子宫收缩具有减弱和抑制作用。
（2）具止痛、镇静、抗炎、抗溃疡、扩张冠状动脉以及后肢血管等作用。
（3）可抑制胃液分泌，配合甘草而制成的芍药甘草汤对胃溃疡有改善、止痛作用。

faq

Q 对中药不熟悉的人如何选购人参？

A 因为人参的价格较昂贵，好坏价格差异很大，而品质好坏的差别外行人不容易区分，所以建议不会辨别的人，最好到一家可靠的中药行购买。

—— 翁胜雄

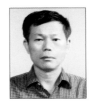

● 选择方法

（1）挑选白芍时，应选断面类似白色或微带红色，有一个明显环纹，呈放射状纹理者。无明显味道，味微苦而酸。

（2）白芍以无白心或裂缝者为佳。

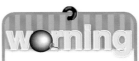

warning

"白芍反藜芦"，也就是说白芍不宜与藜芦同用。除此之外，虚寒、腹痛、泄泻的人在服用时应格外小心。

info

四物汤如要增强补肾功能可酌量加入杜仲、何首乌等，或要增加汤头的甜味，则加入枸杞、红枣等调味，同时也可增加补气功能，但要注意，红枣太多会过甜以及滋腻。

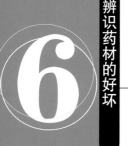

挑选法

四物汤

四君子汤

十全大补汤

四神汤

其他药材

四君子汤

四君子汤是补气的基本处方，以四种补气药组成，称为四君子，平常容易倦怠、脸色不好、肠胃功能差的人适合服用。

茯苓

● 特性

（1）药用茯苓可分为茯苓皮、白茯苓、赤茯苓及茯神。临床上使用以茯苓皮利尿，茯苓安神，白茯苓健脾补中，有补益之功能。

（2）一般四君子汤所用为白茯苓。

（3）茯苓味甘淡，性平，能健脾补中、宁心安神、利水渗湿，主治小便不利、水肿胀满、食少便溏、心悸失眠。能补能泻，与补药同用则健脾，与利尿药同用则渗湿。

● 药理研究

（1）可增加钠、钾、氯的排出，抑制输尿管的再吸收，所以有利尿作用，可治小便不利、水肿。

（2）含多糖类、氨基酸、蛋白质，补脾健胃，其中多糖类有抗肿瘤作用，可抑制肉瘤生长。

（3）有促进细胞免疫和体液免疫作用。

● 选择方法

（1）市售的为白茯苓，大都是已切片好的。

（2）表面呈粉性颗粒状，气微，味甘，咬来黏牙、易折、少纤维。

（3）切片之白茯苓以平滑色白、质地细腻坚硬、切片整齐不碎者为佳。

党 参

●特性

（1）四君子汤中的人身，有人使用人参，但一般多用党参，因为党参不但价钱便宜，同时也具有大补元气之功能。

（2）一般市面上的党参有苏党、文党以及天水党，主要因为产地的不同，其中苏党最好，其质地较硬，味道香，而其次为文党，外形较扁，质地软；天水党的外型较圆，质地硬。三种党参的价格差异很大，好的党参甚至可能是其他的2倍以上。

（3）党参，味甘，性平，补中益气、和脾胃，治疗气短心悸、体倦无力、食少便溏。

●药理研究

（1）临床上治疗贫血，动物实验证明能增加活动力、耐高温能力及吞噬机能，特别是能促进造血作用。

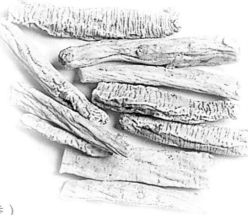

（2）临床上可治疗贫血、白血病及血小板减少症。

●选择方法（条状党参）

（1）为类圆柱形，短段或切成椭圆形薄片，表皮呈黄棕色或灰棕色，有纵皱纹及环纹，上端具有狮子盘头，即有许多结。

（2）有特殊香味，嚼起来甜甜的比较佳。

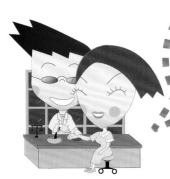

一般党参毒性小，临床上无不良反应，但如用量过大，有时也会造成心律不整，但停药后即可自行恢复。

faq

Q 为什么党参有成条状，也有片状的？

A 条状的为未经裁切的党参，看起来细长，表面有许多线摺，片状的为切好的党参，但因为先把药材打扁后再切，所以看起来比较大片。

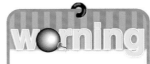

—— 翁胜雄

warning

使用党参应注意下列3点：

1. 气滞和火气盛的患者慎用。
2. 服用期间，忌食白萝卜及饮茶。
3. 反藜芦，不宜同用。

挑选法

四物汤

四君子汤

十全大补汤

四神汤

其他药材

白 术

●特性

性温，味甘苦，属补气之品，能健脾益气、燥湿利水，主治脾虚食少、消化不良、慢性腹泻、痰饮水肿、安胎等症。

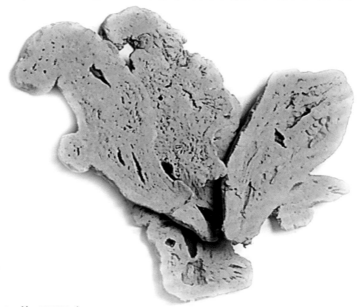

●药理研究

（1）能增加网状内皮系统的吞噬功能，促进细胞免疫功能。

（2）在动物实验中发现其有显著持久的利尿作用，并促进电解质，特别是钠的排泄；也有显著的降血糖作用。

（3）体外试验发现其挥发油中之油性物质对食管癌细胞有明显抑制作用。腹腔注射对腹水有明显抑制作用。

●选择方法

（1）为菊科植物白术之干燥根茎，呈块状，市售为已切片且炒过之白术。

（2）由于白术切片后，通常和红土一起炒过后才使用，所以市售之白术看起来为红色，但也有少部分和其他非红土的材料混炒，就不一定为红色了。

（3）白术的质地坚硬、结实，切片表面有许多小孔。

甘 草

● 特性

（1）味甘，性平，能和中益气、润肺祛痰、清热解毒、补脾及调和诸药，用于咽喉肿痛、咳嗽、心悸、脘腹虚痛、溃疡病、疮伤。

（2）一般常见有甘草及炙甘草两种，炙甘草为经蜜炙之甘草，性微温，能补脾益气，常用于脾虚气弱等症及润肺止咳。

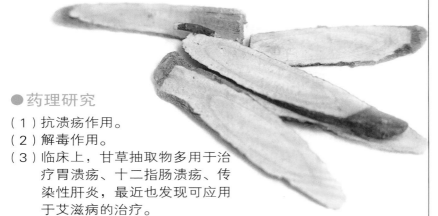

● 药理研究

（1）抗溃疡作用。

（2）解毒作用。

（3）临床上，甘草抽取物多用于治疗胃溃疡、十二指肠溃疡、传染性肝炎，最近也发现可应用于艾滋病的治疗。

● 选择方法

（1）为椭圆形薄切片，表皮棕红色或棕黑色，断面黄白色至淡棕色，中间有明显放射状菊花心，多纤维、具粉性、质地松泡。

（2）以身干、皮细、色红棕、质坚、体重、粉性大者为佳。

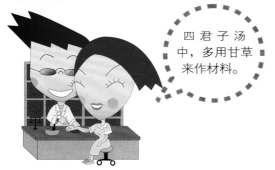

四君子汤中，多用甘草来作材料。

faq

Q 甘草是不是越大片越好呢？

A 一般来说是的。因为越大片表示植物的生长时间越长，所含的成分越多，所以越大片味道越甘甜。一般市售的甘草主要以品种而不是以大小来区分，因为即使是同一品种也有大小的分别。目前市售的甘草以内蒙古所产的品质最好，它的特征就是颜色比较黄、质地也比较结实。

—— 翁胜雄

warning

过量或连续服用甘草，会出现水肿、四肢无力、低血钾、血压升高等症，对老年人及心血管病患者而言，容易导致各种心脏病和高血压，要小心使用。

挑选法

四物汤

四君子汤

十全大补汤

四神汤

其他药材

十全大补汤

　　十全大补汤由四物汤、四君子汤，以及黄芪和肉桂所组成，四物汤和四君子汤已经在前面介绍过了，接下来，针对黄芪和肉桂加以说明。十全大补主要用于治疗气血两虚之症状，为适合全家冬令进补之药方，可改善慢性之虚弱体质。

黄 芪

● 特性

（1）《神农本草经》将其列为上品，俗称黄芪为"小人参"，因为它与人参相同都具有大补元气的功效。

（2）味甘，性微温，补气固表、利尿、生肌，治疗自汗虚弱、久泻、子宫脱垂及伤口溃烂不愈等。

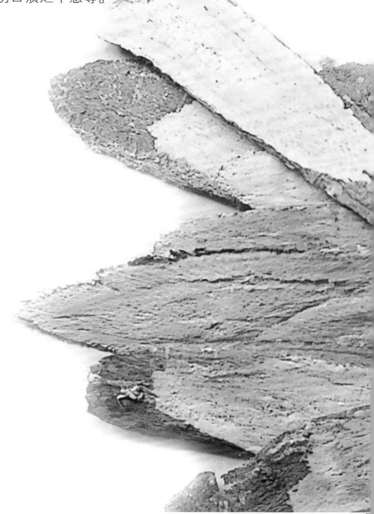

● 药理研究

（1）经药理学及免疫学研究，已证实其具有降血压、利尿、减轻实验性肾炎之病变、扩张冠状动脉、保护肝脏、增强免疫力等作用。

（2）临床上可预防感冒或缩短发病之病程。除了具抗菌活性外，能增强细胞吞噬之功能，在开刀后，可促进伤口早日愈合。

● 选择方法

（1）黄芪有很多种，有的将同科不同属多序岩黄芪，市售称 "晋芪" 拿来当黄芪用，而研究证实，北芪才是真正具有疗效的黄芪。

（2）北芪和晋芪的分别，在于北芪又称白皮芪，而晋芪又称红芪。

（3）市面上所卖之黄芪因产地不同而种类繁多，其中以陕西所出产之品质最好，其特征为气味较香，质地较结实。

（4）选择身干、独枝无分叉、条粗长、皮光皱纹少、质坚而韧、不易折断、粉性足、无黑心或空心者为佳。

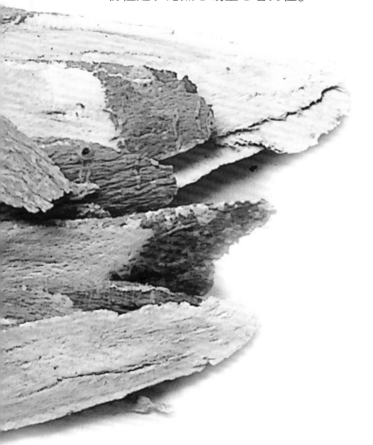

warning

黄芪为温性补品，因此对于热证，也就是有发烧、咯血、热毒盛、实热便秘以及气机郁滞的人应当慎服。

挑选法

四物汤

四君子汤

十全大补汤

四神汤

其他药材

肉 桂

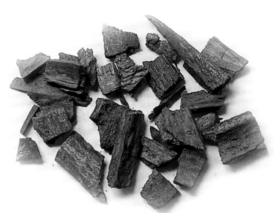

● 特性

性大热，味辛甘、有小毒，能温补脾肾、散寒止痛、通利血脉，治胃腹冷痛、虚寒泄泻、肾阳不足、寒痹腰痛、肺寒喘咳、经闭等症。桂枝行气血，而桂皮温补，因此一般十全大补中都以桂皮入药。

● 药理研究

（1）桂皮油为芳香健胃祛风剂，对胃肠有缓和的刺激作用，可促进胃液及唾液之分泌，增加消化功能。
（2）桂皮煎剂在体外对真菌及细菌有抑制作用。
（3）临床上用于脾胃虚寒之胃痛、腹痛、泄泻等症。

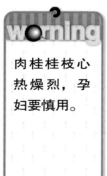

warning

肉桂桂枝心热燥烈，孕妇要慎用。

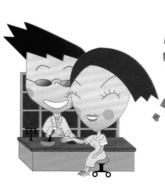

肉桂含芳香精油成份，如果在水中煮，药味容易流失，所以服用时，适合用泡服或使用丸剂、粉剂。

四神汤

　　四神汤可以补脾益气、健胃、止泻，可以改善食欲不振、消化吸收不良等症状，特别是肠胃消化不良、常有泥状便者，更有助益。

薏 苡 仁

● 特性

即一般俗称之薏仁，味甘淡，性微寒，健脾止泻、渗湿排脓，用于脾虚腹泻、肌肉酸重、关节疼痛、水肿、肺痈、肠痈。

● 药理研究

（1）经动物实验证明，其中薏苡仁酯具有抗癌作用。
（2）薏苡仁油有抑制肌肉收缩作用，对风湿所引起之肌肉病症有效。
（3）具镇痛作用。
（4）临床上薏苡仁可以利尿祛湿、祛风止痛、健脾止泻。

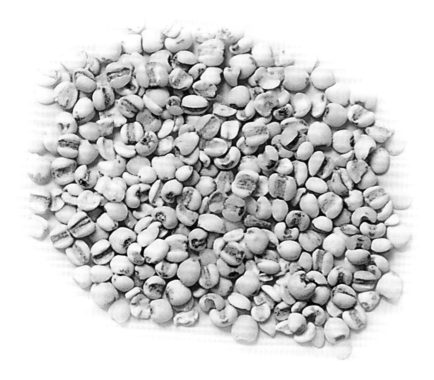

挑选法

四物汤

四君子汤

十全大补汤

四神汤

其他药材

莲 子

● 特性

（1）莲花的各部位均有药用，莲花、莲子、莲蓬、藕节，甚至莲叶也可拿来入药。

（2）莲子味甘涩，性平，有清心益肾、健脾止泻、益肾固精的功能，属收敛性之强壮剂，具清热、镇静作用。

● 药理研究

含丰富维生素 C、钙、磷及铁。

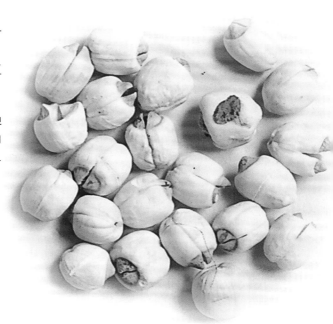

芡 实

● 特性

《神农本草经》将其列为上品，味甘涩，性平，有健脾止泻、补肾固精、祛湿止泻的功效，对风湿痹痛、腰脊膝痛有止痛作用，和薏苡仁相似。

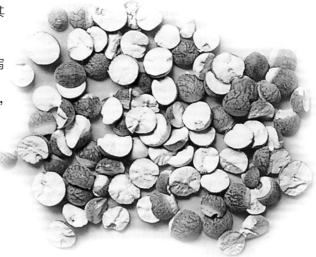

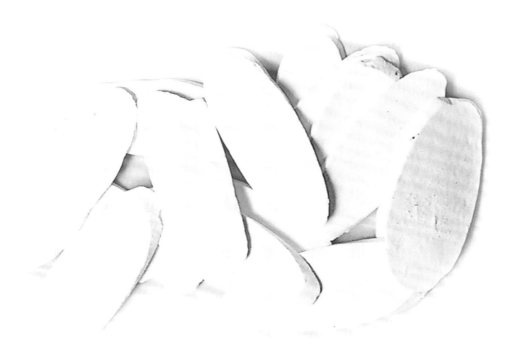

山 药

● 特性

又称为淮山或淮山药，味甘，性微温，有滋养、增气力、强筋肉、助消化的作用，可滋补脾肾虚者，改善食欲不振的情形。

● 药理研究

含有皂素，并有粘液质、消化酵素等。

● 选择方法

（1）质地坚硬而重，断面有颗粒，摸起来像粉笔，粉层感厚。

（2）气微、白色、味微酸、嚼之有黏滑感。

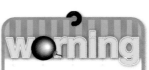

山药不宜与碱性食物合煮，因为煮在一起会使内含的消化酶失去活性。

6

辨识药材的好坏

挑选法

四物汤

四君子汤

十全大补汤

四神汤

其他药材

其他常见药材

除了四物汤、四君子汤、十全大补汤的中药材料之外，枸杞、大枣、人参也都是一般经常食用到的药材，接下来，针对这三种药材的特性和选购须知，详加说明。

枸 杞

●特性

（1）枸杞以宁夏所产较大较好。一般市售以甘杞最多，主要产于甘肃，长椭圆形，色暗红，味甘而酸。

（2）味甘，性平，滋补肝肾、益精明目、固体健骨、润肺补虚。枸杞一般又称为甘杞，除滋补外，又能退热，适合用于夏天之滋补药。

●药理研究

含丰富维生素 A、B 及抗坏血酸，可补肝明目。

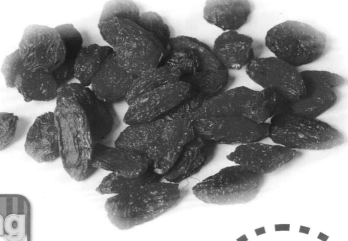

warning

肠胃虚弱有泻下现象者勿用，或需同山药、莲肉、茯苓合并使用，才不会使泻下加剧。

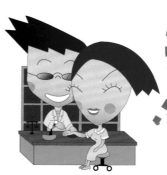

古书《本草汇言》中记载："枸杞能使气可充，血可补，阳可生，阴可长，火可降，风湿可去，有十全之妙用焉"可见古人对它的推崇。

大枣（红枣、黑枣）

● 特性

（1）大枣包括红枣、黑枣等。

（2）味甘，性平，补脾和胃，益气生津。

（3）属补气之品，适用于脾胃虚弱、气血不足、贫血萎黄、肺虚咳嗽、四肢无力、肝炎、失血过多等症。

（4）红枣和黑枣，主要是加工过程不同。一般入药用来和药、顾胃，主要使用红枣，而进补多半使用黑枣。

● 药理研究

（1）实验证明大枣有增加身体免疫力、增强肌力和增加体重的功用。

（2）富含维生素，有人称之为"维生素丸"。

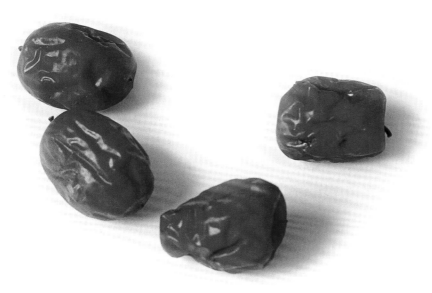

● 药理研究

（1）椭圆形或圆形，表面暗红色，略带光泽，有不规则皱纹。

（2）以气味香甜、色红、肉厚、饱满核小者为佳。

● 服用守则

（1）口干舌燥、腹胀、腹鸣者不宜食用。

（2）大枣不要经常食用。

（3）食用时可加少许生姜，因生姜会促进味酸分泌，促进消化，可减少食用大枣容易引起的腹胀感。

faq

Q 枸杞越大越好？

A 理论上，越大的枸杞甜分越多，但主要差别在于品种。早期枸杞主要产于宁夏，一般都说枸杞以宁夏所产的较大、较好，然而现在市场上最好的枸杞主要产在新疆，其外观的差别在于，宁夏的枸杞形状较长，而新疆的枸杞较圆。

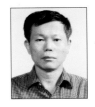

—— 富胜雄

faq

Q 鸡心枣的品质比较好吗？

A 鸡心枣是一种去籽的红枣，比较干，入药使用会比一般红枣好，但若以口感来说的话，一般红枣肉汁较多、味道较甜，会比较好吃。

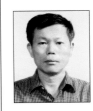

—— 富胜雄

挑选法

四物汤

四君子汤

十全大补汤

四神汤

其他药材

人 参

● 特性

坊间的人参通常分为红参、东洋参、西洋参、参须四种。

红参

1. 为加糖制造过的人参，又因为产地的不同，分为高丽参、吉林参（又称石柱参，也有直接称为人参）、日本参。
2. 红参味甘、微苦，性温。
3. 适合大补元气、强心固脱、安神生津、补益脾肺。

东洋参

也称洋参，性温，味甘、微苦。

西洋参

1. 又分为野泡粉光参、半野粉光参、吧参、花旗参等。
2. 性凉，味苦甘，补气养阴、清热生津。

参须

1. 人参的支根，参须也分很多种，要看是哪一种人参的参须。
2. 参须的价格低，也同样有疗效，很适合用来加入补品中使用。

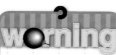

常见的人参伪品有土人参、野豇豆、商陆、山莴苣、桔梗、紫茉莉、南沙参等，在选购时应注意并问清楚。

气虚有寒，当用红参，而气虚阴伤有热，当用西洋参。

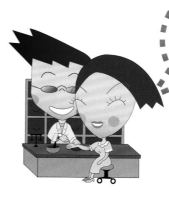

● 药理研究

（1）让血液中的血红素和氧气结合比率增高，使细胞有充分的氧气供给。

（2）促进造血，让细胞壁与血管弹性恢复年轻活力。

（3）促进肾上腺系统亢奋，加强机体对有害因素的抵抗力。

（4）血糖下降作用。

（5）强心作用，增进食欲，促进蛋白质之合成，降低血中之胆固醇。

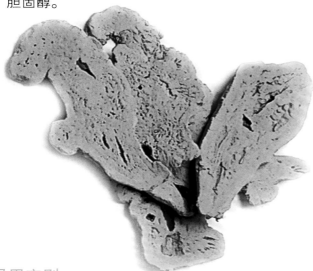

● 服用守则

（1）服用人参由少量开始，适应之后再增加至适当剂量。

（2）中老年人保健、久病体虚者扶正复健，可采吃吃停停的方式，在 3 个月以后，体会一下身体健康是否有改善，再决定是否继续服用。

（3）用量每天不超过 9 克，如果用量过大，可能引起上火症状。

（4）热性体质者，不适合服用红参。

（5）高血压、水肿患者不宜服用人参。

（6）感冒而有发烧、咽喉痛、头痛、全身肌肉酸痛等症状者，不适合服用人参。

（7）正在服用抗精神病药物、激素治疗，或正接受抗凝血剂、强心药物或类固醇等药物治疗的人，慎用人参。

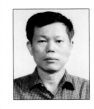
info

红枣、全须生晒参、生晒参、白参须、糖参、红参须、生晒山参等不同种类，主要是加工方法的不同，但皆为性温的人参，其中最常用的为红参。

7

看懂包装说明

当你在买药材时，药材上的包装，到底写些什么？不管怎样，你一定要看懂包装上的说明，才不会吃错药。

本篇教你

☑ 认识包装说明

☑ 了解症状的意思

☑ 清楚药材的份量

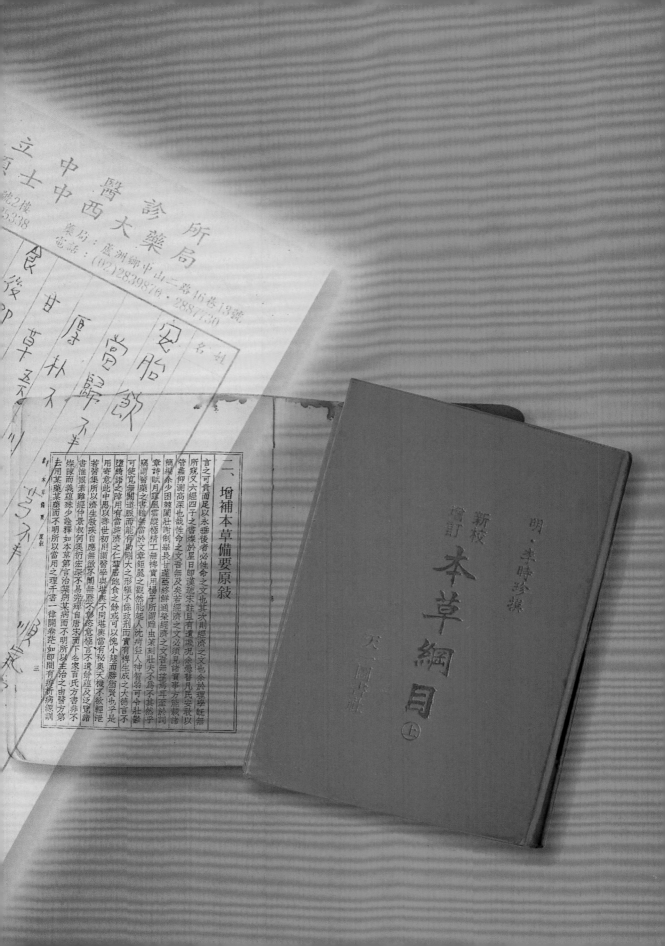

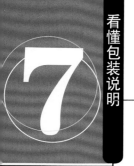

看懂包装说明

计算单位

疗效说明

中药如何论斤计两

关于中药单位的换算，民间流传的药方千奇百怪，有些只列出药材而无注明用量，有些用量是过去传统的计量符号，如："两"、"钱"、"分"等。到中药行时，老板通常会问，需要多少斤或多少两，这时，你必须弄懂单位之间的换算。

中药的单位

1 特殊符号

传统的药单上，为了能书写快速，会用一些特殊的符号来书写。常见的以特殊符号来标示的字有："分"、"钱"、"两"、"四"。

通常以"斤"购买的最便宜，以"两"为单位的药其价格次之。

info

分、钱、两、四在药单上，有时会出现特殊的写法，即分用"∤"来标示，2分则写成"⊤̄"；钱以"↑"，则2钱写成"⊤̄"；两写成"刃"；四写成"の"。

2 两与克的换算

传统药书上记载的重量以两为单位，而一般中药行也以两、斤为单位计算，然而坊间的书，一般以克为单位，其换算方式为：

1 斤 =16 两
1 两 =10 钱
1 钱 =10 分
1 斤 =600g=0.6 公斤
1 两 =38g（或是 2.6 两 =100g）
1 钱 =3.75g
10g=3 钱
1g=0.3 钱 =3 分

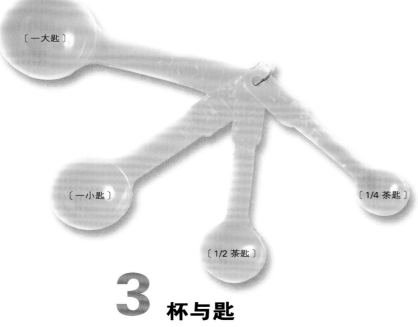

〔一大匙〕
〔一小匙〕
〔1/2 茶匙〕
〔1/4 茶匙〕

3 杯与匙

煮药膳料理时，有时会用到 1 杯、1 小匙或 1 大匙，其计算方式为：

1 杯 =240c.c.
1 大匙（1 汤匙）=15c.c.
1 小匙（1 茶匙）=5c.c.
1/2 茶匙 =2.5c.c.
1/4 茶匙 =1.25c.c.

看懂症状说明

阅读中药或药膳书籍时，或在药物包装上的适应症、功用栏上，都会看到一些中药专用术语的疗效说明，以下教你解读常见的中医名词。

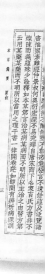

常见的中医专有名词

1 基本概念

● 脾胃：互为表里的消化器官。一般来说，"胃主收纳""脾主运化"。所以，收纳功能失调，多为胃病；消化、吸收功能不好，多为脾病。

● 肾：为"先天之本""生命之根"。凡生长发育、生殖机能、水液代谢、脑、髓、骨，以及某些呼吸、听觉、大小便的应变，都和肾有关。

● 气虚、血虚、阴虚、阳虚：为虚证的四大类型，详见第34、35页的说明。

● 表证：表示病症初起阶段，起病急，病程短。

● 里症：表示病位深在脏腑、气血、骨髓等。

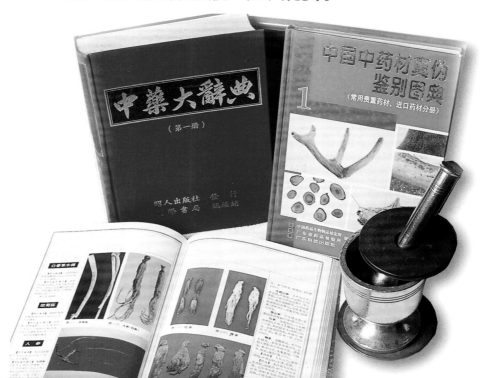

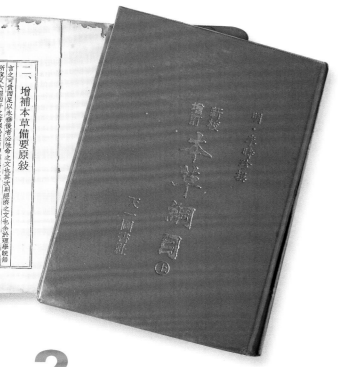

Q 中药如何看待肾功能？

A 中医认为，肾藏精，主水，主骨，生髓，为人体生命活动之源头，但一般广告把肾的功能夸大而且只强调在性方面，并不是很正确的说法。

—— 游智胜

faq

Q 中气下陷和气虚有什么具体的差异？

A 气是构成人体的基本物质，具有推动、温煦等作用，摸不到、看不着，很多中医的现象很难用现代科学的方式说明清楚。中气下陷除了有气虚的症状外，还有腹胀、脏器下垂等症状。气虚为体内代谢机能衰退，中气下陷又比气虚更严重一点。

—— 游智胜

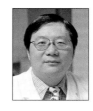

2 补气药

- ●元气：一般指一个人的精神；中医认为元气和先天体质及后天消化、呼吸道功能好坏有关。
- ●中气：泛指脾胃之气以及脾胃对食物消化吸收的功能。
- ●中气下陷：脾气虚引起脏器脱垂的症状。
- ●气滞：人体某一脏腑功能运行不顺畅，会闷胀、疼痛。
- ●气郁：经常情绪不佳、抑郁而引起头晕、眼涩、颈部胀痛、胸口闷及女性月经来时的下腹疼痛。
- ●气血不顺：类似血液循环不好。
- ●行气：补气药，帮助中气流通，为治疗气滞的方法之一。
- ●大补元气：补气药。
- ●补中益气：主要针对"中气下陷"的症状补益，为补气药。
- ●益气和中：补脾药。
- ●补气升阳：益气，改善中气下陷的症状。
- ●温中行气：治疗脾胃虚寒、气滞的方法。

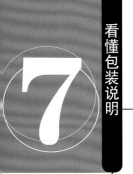

3 补血药

● 气血不足：即气血两虚。

● 养血：即补血的意思。

● 活血：又称行血，让血脉流通。

● 温经活血：又称温血，治疗血寒证的方法。

● 清热凉血：清热的方法之一。

4 其余病症

● 不寐：经常性的睡眠减少，或难以入睡，或易醒难入睡。

● 内痈："痈"同"壅"，壅塞不同，形成脓疡。内痈是指壅发于脏腑或胸腔内，按部位不同命名，如肝痈、肠痈等。

● 心腹冷痛：胸腹部痛处有冷感，局部喜热的症状。

● 火气大：是热性体质的特征，中医又称内火大，详细说明请参照本书第 32 页。

● 生津：主要针对热症或热症后期引起的阴虚症，生津药可以减少口渴现象。

● 生精补血：有益肾经、补血。

● 多寐：嗜睡，时时昏昏欲睡之证。

● 自汗：指白天经常出汗且汗后发凉，详见本书第 34 页说明。

● 血瘀：血脉循环受阻。

● 血证：凡血液不循常道，上溢于口鼻，如咳血、吐血，或下泄于前后两阴，如尿血、便血，或渗出于肌肤所形成的疾病，称为血证。但妇女正常的月经来潮，不属于血证。

- 冷咳：肺受寒引起的咳嗽。
- 呃逆：打嗝。
- 肝气郁结：肝气疏泄失常、气机不畅。
- 和胃：缓和肠胃。
- 肺痿：痿，同"萎"字。肺痿为肺脏的慢性虚损疾病。
- 冒风、冒寒、重伤风、小伤寒：皆为感冒之意。
- 胃脘疼痛：胃部不适疼痛。
- 胃寒呕逆：脾胃阳虚，过食生冷寒凉引起的呕吐。
- 胁痛：胸壁两侧疼痛。
- 食停胃脘：消化不良、饮食积滞。
- 消食：帮助肠胃消化。
- 消渴：糖尿病。
- 益肾固精：治疗肾虚遗精、滑泄及大肠气虚，久泻久痢不止者。
- 眩晕：头昏眼花。
- 胸中痰癖：胸中有痰。
- 胸痹：痹，为闭阻不同之意。胸痹为胸中气闭阻塞而导致心脏机能失调的病证。
- 祛瘀行滞：祛除瘀血、疏通血脉、行散气滞。
- 强壮、升阳、补精益肾：通常为补阳药。
- 淋证：小便频数短涩，有刺痛感，欲出未尽之证。
- 脘腹胀满：腹胀。
- 疏散风热：消除头痛发热、口渴、咽红咽痛、目红等症状。

- 祛风除湿：治疗因风、湿所引起的感冒、关节痛。
- 厥证：中医内科急症之一，突然发生的一时性昏倒。
- 寒疝：以阴囊冷痛为主的疝气症。
- 散寒利湿：治疗因湿、寒所引起的感冒。
- 盗汗：指夜晚入睡出汗，醒后才觉得汗止，详细说明可参照本书第 34 页。
- 脾土不开：一般小孩子如果四肢乏力、消瘦、食欲不佳，称为脾土不开。
- 虚劳：脏腑亏损、气血阴阳不足的慢性衰弱症。
- 虚劳骨蒸：又称骨蒸潮热或骨蒸劳热。每当午后或入夜就发热，常见的特征有心烦、手足心热，甚至有热自深层向外透发的感觉。
- 痰饮：体内水液运化失常，停积于某些部位的病症。
- 痹症：由于风、寒、湿、热等侵入身体，闭阻经络，气血运行不畅，导致肌肉、筋骨、关节等有疼痛现象。
- 痿证：筋脉迟缓无力，日久渐致肌肉萎缩之病症。
- 解表清热：同疏散风热。
- 鼓胀：腹胀大如鼓，皮色苍黄，脉络暴露。
- 渗湿：把多余的水分排出。
- 精气不足：体内的肾气不足，以现代医学解释，和神经内分泌系统有密切的关系。

- 噎嗝：吞咽困难。
- 热咳：细菌感染引起的急性支气管炎性咳嗽。
- 养心、宁心、益智安神：缓和情绪的安神药。
- 养阴、滋阴：主要针对虚火的治疗方式，滋阴药可以降虚火。
- 积聚：腹内结块或胀或痛的病症。
- 涩肠止泻：治疗大便滑泄。
- 痨：意同劳，指劳损。
- 敛肺益气：治疗久咳肺气虚。
- 癃闭：小便量少，点滴而出，甚至小便闭塞不通。
- 癫证：即癫痫。
- 瘿病：颈前喉结两旁结块肿大。
- 体弱血痢：因体质虚弱造成的便血。
- 痈疽疮肿：所有的肿疡、皮肤病、溃疡。
- 癫狂：精神失常。
- 壅证：情绪无法疏泄，气机壅滞而引起的疾病。

煎煮与保存

当你买回了药材，接下来，应该如何处理药材呢？如何煎煮？没吃完的药材要如何保存，才不会发霉呢？本篇针对这些疑虑，做一番详尽的解说。

本篇教你

☑ 燉煮中药的秘招

☑ 保存中药的正确方法

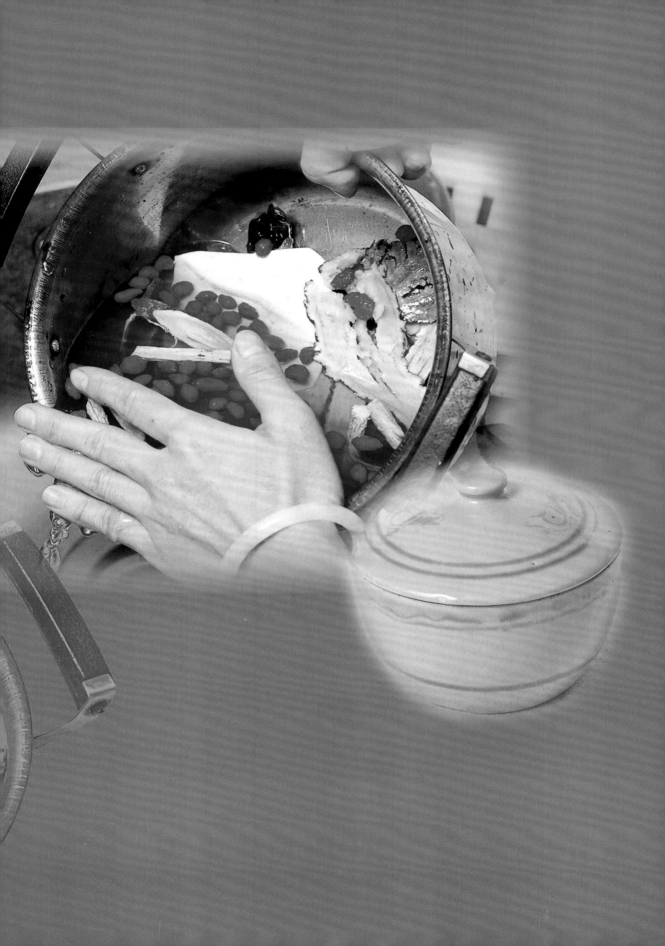

如何煎煮中药

买回了适合自己服用的中药材后，接下来要注意的是中药的煎煮方法，除了科学中药之外，大部分的药材都要经过适当的煎煮，但是煎煮的方法如果不正确，容易导致药材的成分流失或遭破坏，而无法发挥疗效。所以，煎煮也是服用中药的流程中重要的一环。

煮中药的步骤

清水稍微冲洗表面所残留的灰尘，1、2 次即可。

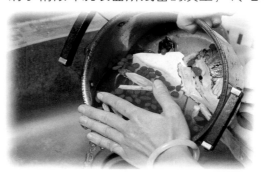

加入适量水（即之后煎煮时所需之水量）浸泡 1 小时左右，这样可让药材充分吸收水分而软化，增加有效成分的释出。但不要用沸水浸泡，因为会使中药外层组织凝固、紧缩，尤其是蛋白质会在细胞壁上形成"变形层"，阻碍水分的进入。

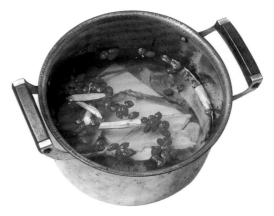

先用大火急煎，沸腾后，改中小火缓煎。随时监控火候，并用筷子搅拌 1、2 次。

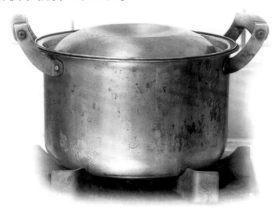

药性 vs. 时间

	治病药	进补药
煎煮时间	1. 一般治疗药，若无特殊要求，沸腾后再煎煮 30 分钟。 2. 治感冒、祛风寒、退烧药，时间宜短，沸腾后煮 10 分钟。	时间宜长，沸腾后再煮 60 分钟。
服用时间	1. 特殊疾病的治疗药遵照医师指示。 2. 肠胃道疾病的治疗药（如便秘用药）在饭前两餐之间服用（上午 9～10 点及下午 3～4 点）。 3. 对风湿引起的酸痛，药物在饭后 30 分钟～1 小时服用。	饭前服用（上午 9～10 点及下午 3～4 点）或睡前再服一次。

煎煮法

保存法

煮锅比一比

	陶瓷器皿（砂锅、瓦罐）
传热均匀	佳
大火功能	佳
煎煮时间	较短
适合煎煮的药材	花叶较多及特大剂量
不适合煎煮的药材	没有限制
规格	选择性多
需要体积	大（防止大火滚煮时溢出）
保温效果	佳
化学稳定性（不影响药剂成分）	佳
坚固耐摔	差
方便性	差

塘瓷器皿、不锈钢锅	自动煎药锅（有陶瓷和不锈钢锅两种材质）
差	佳
佳	差
较短	较长
花叶较多及特大剂量	小剂量及补益类方剂
没有限制	需大火、时间短的解表方剂（如感冒药）
选择性多	以 1500cc 及 2000cc 为主要规格
大	小（药液不会溢出）
差	佳
尚可	尚可
佳	尚可
差	佳（控制时间及水分）

铝锅、铁锅、铜锅因化学稳定性差、保温性不及其他材质的煮器，所以不适合用来煮中药。

如何保存中药

　　药材最常见的变质现象有虫蛀、发霉、变色、走油、挥发走气等，如果发现药已变质，就不要再服用，以免因小失大，造成身体的伤害。

药材常见的变质现象

1 虫蛀

是含脂肪、淀粉、糖类、蛋白质较多的，如当归、党参、黄芪、白芷、贝母、菊花等药材最常见的变质现象。

2 发霉

是果实类的中药，如枸杞、大枣、莲子等最常见的变质现象。

info

古人有许多保存药材的方法，虽然有用但较不方便。比较符合现代人生活的保存方法是，买回来的药如果无法短期内用完，就将它放到冰箱中低温存放，若无法置于冰箱，则选择干燥、阴凉的地方存放。

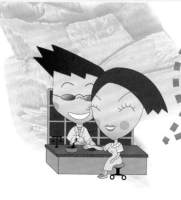

在购买时，要注意查看药材新鲜与否，是否有发霉等，并询问老板进货时间，约可以存放多久。

Q 如何辨识药材已经发霉、变色及走油?

A 首先，查看药材的颜色是否有变化，或是药材上是否有不明的斑点，然后闻闻味道是否有异味。

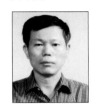

——翁胜雄

3 走油

是含油脂较多的药材，如当归、白术、柏子仁、桃仁、杏仁等，或含糖质较多的药材，如麦门冬、天门冬、枸杞子等常见的变质现象。

4 挥发走气

香薷、薄荷等具挥发性质的药材，比较容易因药材成分挥发而丧失疗效。

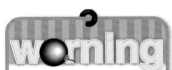

warning

一般药材因为经过干燥、炮制等处理，通常可以存放很久，有时可以存放超过 1 年的时间。但要注意果实类，如枸杞、大枣等较容易发霉，最好在短期内用完。若无法 1 次用完，可放至冷冻库储藏。

图书在版编目（CIP）数据

第一次买中药就上手/易博士编辑室编著. -- 青岛：青岛出版社，2015.3
ISBN 978-7-5552-1450-2

Ⅰ.①第… Ⅱ.①易… Ⅲ.①中药学－基本知识

Ⅳ. ①R28

中国版本图书馆CIP数据核字（2015）第022246号

山东省版权局著作权合同登记 图字：15-2013-16号

书　　名	**第一次买中药就上手**
开 讲 人	李新立　游智胜　翁胜雄
编　　著	易博士编辑室
出版发行	青岛出版社
社　　址	青岛市海尔路182号（266061）
本社网址	www.qdpub.com
邮购电话	13335059110　0532-85814750（兼传真）68068026（兼传真）
责任编辑	傅　刚　E-mail:qdpubjk@163.com
责任装帧	润麟设计
选题优化	凤凰传书（fhcs629@163.com）
照　　排	青岛佳文文化传播有限公司
印　　刷	青岛海蓝印刷有限责任公司
出版日期	2015年3月第1版 2015年3月第1次印刷
开　　本	16开（787mm×1092mm）
印　　张	10
书　　号	ISBN 978-7-5552-1450-2
定　　价	29.80元